Mukerji · Mannino |
Covid-19: Was in der Krise zählt

[Was bedeutet das alles?]

Nikil Mukerji
Adriano Mannino

Covid-19: Was in der Krise zählt

Über Philosophie in Echtzeit

Reclam

Für Li Wenliang
(gest. 7. Februar 2020 in Wuhan)

Eine ausführliche Quellensammlung findet sich auf
www.katastrophenethik.de

4. Auflage

RECLAMS UNIVERSAL-BIBLIOTHEK Nr. 14053
2020 Philipp Reclam jun. Verlag GmbH,
Siemensstraße 32, 71254 Ditzingen
Gestaltung: Cornelia Feyll, Friedrich Forssman
Druck und Bindung: Kösel GmbH & Co. KG,
Am Buchweg 1, 87452 Altusried-Krugzell
Printed in Germany 2020

ISBN 978-3-15-014053-6

Auch als E-Book erhältlich

www.reclam.de

Inhalt

»Doch flieht indes, es flieht unwiederbringlich
die Zeit […]«

Vergil, *Georgica* III, 284

Vorwort

Wir schreiben diesen Essay als kritische Teilnehmer am gegenwärtigen Krisengeschehen. Anfang März sprachen wir uns für den Shutdown aus, der uns risikoethisch unausweichlich schien. Die Katastrophe erreichte unsere Gesellschaft unvorbereitet. Es war dringend Zeit erforderlich, gemeinsam über Lösungswege nachzudenken, ohne bereits irreversibel auf eine Durchseuchung festgelegt zu sein und eine Überlastung der Intensivmedizin zu riskieren. Wir müssen als Gesellschaft klären, wie wir mit der Krise mittel- und langfristig umgehen wollen. Vielleicht gelingt es uns mit dem vorliegenden Essay, philosophische Debattenanstöße zu liefern. Über den gegenwärtigen Katastrophenfall hinaus möchten wir anregen, der »Katastrophenethik« in der angewandten Philosophie einen prominenten Platz einzuräumen. Zu wichtigen Aspekten dieses vernachlässigten Gebiets versuchen wir hier einen Echtzeit-Beitrag zu leisten.

I Zur Philosophie der Katastrophe

1 Wuhan und wir

China

Wir schreiben den 31. Dezember 2019. China benachrichtigt die Weltgesundheitsorganisation (WHO) über eine mysteriöse Lungenkrankheit, die in der Provinz Hubei aufgetreten war. Wenig später ist die Ursache erkannt: ein neues Coronavirus, SARS-CoV-2. Als Hauptsymptome der vom Virus verursachten Krankheit – Covid-19 – werden Fieber, trockener Husten und Atemnot ausgemacht. Offenbar ist in vielen Fällen infolge der akuten Atemnot eine Hospitalisierung notwendig. Aufgrund der vermutlich fehlenden Herdenimmunität ist absehbar, dass es zu einer exponentiellen Ausbreitung des Virus kommen kann: Jeder Erkrankte wird mehrere Menschen anstecken, die ihrerseits mehrere Menschen anstecken werden, und so weiter – eine explosionsartige Dynamik.

Nach anfänglichem Zaudern – und Zensieren – schreiten die chinesischen Behörden bei wenigen hundert bekannten Infektionsfällen mit drakonischen Mitteln ein. Die Millionenstadt Wuhan, das Epizentrum der Epidemie, und die umliegenden Gebiete der Provinz Hubei werden militärisch abgeriegelt und unter Quarantäne gestellt. Die strikte Ausgangssperre wird mit Barrikaden auf Straßen, vor Quartieren und um Wohnblöcke durchgesetzt, mitunter auch mit dem Schweißgerät an der Haustür. Trotz dieser Maßnahmen steigt die Zahl der dokumentierten Fälle und Todesopfer rasant an. Anfang Februar werden etwa 20 000 Fälle und 500 Tote gemeldet.

Doch was geht uns Wuhan an? Uns, eine Gesellschaft in Mitteleuropa, und uns, die Autoren dieses Essays? Die Risikoethik gehört zu unseren Forschungs- und persönlichen Interessengebieten. Wie uns das Katastrophenrisiko fasziniert, irritiert uns die oft nonchalante Risikopolitik unserer Gesellschaft. Im Brennpunkt unseres Interesses, mit dem wir täglich auf die ungebrochene Exponentialkurve in Wuhan blicken, steht damals die Frage: Wie hoch ist angesichts des globalen Vernetzungsgrads die Wahrscheinlichkeit, dass sich dieses Virus auf China beschränken lässt?

In China kommt es – trotz der drakonischen Maßnahmen – schnell zu zehntausenden dokumentierten Fällen und tausenden Toten. Nicht auszuschließen ist zudem, dass die Staatspropaganda die Zahlen massiv schönt. Was wird also geschehen, wenn dieses Virus westliche Staaten erreicht, die gewiss nicht annähernd so drastisch einschreiten werden wie die chinesische Regierung? Wir befürchten – mit einiger Wahrscheinlichkeit – Schlimmes.

Europa

Wuhans Krankenhäuser sind heillos überfordert, das medizinische Personal ruft auch Kollegen aus dem Westen um Hilfe. Unsere Gesellschaften bleiben gelassen. Die Gesundheitsminister verkünden allenthalben, man habe das weltbeste Gesundheitssystem und sei hervorragend vorbereitet. Viele wissenschaftliche Experten vergleichen das neue Coronavirus mit einer Grippe. Der Bonner Virologe Hendrik Streeck sagt sogar, es sei »bei weitem nicht gefährlicher als die Grippe«. Noch Ende Februar lässt der Charité-Chefvirologe Christian Drosten verlauten, er würde natürlich weiterhin nach Italien reisen. Auch der Lausanner Epidemiologe Marcel Salathé meint, er sehe seiner geplanten Italienreise »relaxed« entgegen. Wenige Tage später brechen in lombardischen Krankenhäusern kriegsähnliche Zustände aus, und Italien vollzieht den Shutdown.

Italienische Expats und Journalisten versuchen verzweifelt, die europäischen Gesellschaften wachzurütteln. Auch wir engagieren uns mit kritischen Texten – zehn Tage lang erfolglos. Die Zeitungen im deutschen Sprachraum erteilen uns Absage um Absage. Unsere Prognose, die intensivmedizinischen Kapazitäten würden ohne Shutdown womöglich um ein Vielfaches überlastet, sei »zu alarmistisch«. Erst ab dem 10. März gelingt es uns, einige Artikel zu publizieren.

Der 10. März ist auch der Tag, an dem deutsche Medien – mit mehreren Tagen Verzögerung – erstmals die Berichte norditalienischer Intensivmediziner abdrucken. In Norditalien ist das Recht auf Gesundheit gefallen, die Menschenwürde tangiert. Es besteht keine Garantie mehr, dass Herzinfarkte oder Schlaganfälle behandelt werden können. Italienische Ärztinnen und Ärzte berichten verzweifelt, es werde »triagiert wie im Krieg«.

Die Kommunikation zwischen den europäischen Öffentlichkeiten erweist sich als erschreckend schwerfällig. Ein geeintes Europa muss all seinen Teilen und Teilnehmern in Echtzeit zuhören und antworten können. Auch das ist eine (epistemische, also die Erkenntnisfähigkeit betreffende) Vorsorge- und Solidaritätspflicht, gerade im Kontext drohender, und noch mehr: im Angesicht bereits laufender Katastrophen.

Inzwischen ist die Botschaft aus Italien angekommen. In den Worten der Schriftstellerin Francesca Melandri:

> Ich schreibe euch aus Italien, also aus eurer Zukunft. Wir sind jetzt dort, wo ihr in wenigen Tagen sein werdet. Die Grafiken der Pandemie zeigen, dass wir in einem parallelen Tanz miteinander verbunden sind, in dem wir euch zeitlich einige Tage voraus sind, so wie Wuhan uns einige Wochen voraus war. Wir sehen, dass ihr euch genauso verhaltet, wie wir uns verhalten haben. Ihr führt die gleichen Diskussionen wie wir bis vor kurzem, in denen die einen sagen, »Das

ganze Theater ist doch nur eine etwas heftigere Grippe«, und die anderen bereits verstanden haben.

Wir werden darauf zurückkommen, wie wichtig es ist, wechselseitig von unseren Erfahrungen und Fehlern zu lernen, gerade und besonders im Kontext globaler Katastrophenrisiken. Denn wer nur aus den eigenen Fehlern lernt, lernt wenig – zu wenig.

Es stellt sich auch die Frage, warum die tragische Fallstudie Norditaliens nötig war, die europäischen Gesellschaften wachzurütteln. Wuhan hätte eigentlich genügen müssen. Die 11-Millionen-Stadt erwirtschaftet ein Pro-Kopf-BIP von 18 000 Dollar, hat ein passables Gesundheitssystem und wurde bei nur wenigen hundert dokumentierten Fällen unter militärisch überwachte Quarantäne gestellt. Dennoch kollabierten die Krankenhäuser sofort. Auf dieser Grundlage allein hätte sich das Urteil aufdrängen müssen, dass auch uns mit einiger Wahrscheinlichkeit Gefahr droht und schnelle Vorbereitungsmaßnahmen angezeigt sind. – Was aber, wenn man die Wahrscheinlichkeit, dass uns die Epidemie erreichen würde, für sehr gering gehalten hätte? Wäre es in diesem Fall nicht gerechtfertigt gewesen, gelassen zu bleiben?

Das Prinzip der Risikoabsicherung

Keineswegs. Man hätte sich vernünftigerweise trotzdem vorbereiten müssen. Nicht nur praktisch, sondern zunächst auch epistemisch – es lohnt sich, auf Vorrat zu denken. Wann immer man nicht an ein Worst-Case- bzw. Bad-Case-Szenario glaubt, legt die eigene Fehlbarkeit sogleich die Fragen nahe:

1. Was, wenn ich falsch liege? Oder was, wenn ich mit meiner Einschätzung der Wahrscheinlichkeit, dass der schlimme Fall (*Bad Case*) eintritt, zwar richtig liege, dieser unwahrschein-

liche schlimme Fall aber dennoch eintritt? Wie schlimm wäre dieses Szenario, welches Schadensausmaß wäre mit ihm verbunden?

2. Welche Maßnahmen könnte ich ergreifen, um mich gegen das Bad-Case-Szenario abzusichern?
3. Welche Kosten wären mit diesen Maßnahmen verbunden und in welchem Verhältnis stehen sie zum Schadensausmaß des Bad-Case-Szenarios?

Wenn die erwarteten Kosten der Maßnahmen im Verhältnis zum Schadensausmaß und zur Wahrscheinlichkeit des Szenarios hinreichend gering sind, dann sollten die Maßnahmen ergriffen werden. Diesem Prinzip des Hedging bzw. der Risikoabsicherung folgen wir zum Beispiel dann, wenn wir im Auto einen Sicherheitsgurt tragen: Es ist sehr unwahrscheinlich, dass wir in einen schweren Unfall verwickelt sein werden, und trotzdem sichern wir uns ab.

Das Prinzip lässt sich genauer qualifizieren und theoretisch-formal fassen. Eine wichtige Qualifizierung betrifft die Frage nach den Opportunitätskosten (also den Verzichts- oder Alternativkosten) der ergriffenen Maßnahmen: Gegen welche anderen Risiken könnte man sich mit denselben Ressourcen stattdessen absichern? Angenommen, andere Risiken sind mit einem bedeutend höheren Schadensausmaß verbunden. Dann kann es rational sein, die knappen Ressourcen entsprechend zu verschieben und die Absicherung gegenüber dem geringeren Risiko zu unterlassen. Der Philosoph Julian Nida-Rümelin spricht in diesem Zusammenhang von einer kohärenten Risikopraxis.

Mit Bezug auf die theoretisch-formale Bestimmung des Hedging-Prinzips wurden in der Entscheidungstheorie und Risikoethik verschiedene Vorschläge gemacht. Dazu gehören unter anderem die Kosten-Nutzen-Analyse bzw. die Maximierung eines Erwartungsnutzens (das heißt des mathematischen Produkts aus Wahrscheinlichkeit und Ausmaß des verhinderten Schadens) sowie Modelle, die sich der Sozialwahltheorie oder der Theorie der Verhandlungsspiele bedienen. Alle plausiblen formalen Modelle schließen das Hedging-Prinzip in der einen oder anderen Abwandlung ein. Da es uns im vorliegenden Essay um die groben Linien geht, bleiben wir auf der informellen Ebene.

Man hätte sich die genannten drei Hedging-Fragen also spätestens nach dem epidemischen Ausbruch in Wuhan stellen müssen. Angesichts des möglichen Schadensausmaßes wäre es (1.) angezeigt gewesen, sich mit relativ kostengünstigen, aber im Falle einer Pandemie potentiell hocheffektiven Maßnahmen abzusichern (2. und 3.). Dazu hätten der Ankauf und die Eigenproduktion von Masken, der Ausbau von Testkapazitäten und die Vorbereitung digitaler Tracing-Verfahren gehört. Der Flugverkehr aus dem Risikogebiet hätte ebenfalls sofort eingestellt werden müssen.

Natürlich besteht bezüglich des Effektivitätsgrads der genannten Maßnahmen Unsicherheit, denn sie sind nur potentiell bzw. mit einiger Wahrscheinlichkeit effektiv. Das ist aber kein hinreichender Grund, sie nicht zu ergreifen – im Gegenteil: Erfolgreiches Hedging besteht gerade darin, nicht alles auf eine Karte zu setzen, also die Bemühungen aufzuteilen bzw. zu diversifizieren. Wenn jede der genannten Maßnahmen wirken könnte und hinreichend günstig ist, dann sollte unverzüglich das ganze Maßnahmenpaket ergriffen werden. Für jede Maßnahme kann dabei gelten, was der Risikoforscher Nassim Taleb über das Tragen von Masken angemerkt hat: Wir sollten nicht nur dann Masken tragen, wenn wir über starke empirische Evidenz verfügen, dass ein Virus durch die Luft übertragen wird und Masken dies behindern. Wir sollten Masken tragen, wenn und weil wir nicht wissen, ob das Virus durch die Luft übertragen wird und Masken dies behindern können. Taleb warnt seit Jahrzehnten vor Pandemien und anderen Katastrophenrisiken.

Eine Diversifizierungsstrategie verfolgt auch Bill Gates, dessen Stiftung sich seit Jahren im Bereich der Pandemieprävention engagiert. Gates unterstützt nun die Entwicklung von sieben Impfstoffen gegen das neue Coronavirus, von denen jeder Einzelne mit einer gewissen Wahrscheinlichkeit wirksam und sicher sein könnte. Erfahrungsgemäß ist dies für die Mehrzahl der jeweils in Entwicklung befindlichen Impfstoffe aber nicht der Fall, so dass letztlich wohl nur ein oder zwei Corona-Impfstoffe zur Massenproduktion freigegeben werden. Diese Skalierung erfordert für jeden Impfstoff den Bau entsprechender Fabriken. Die meisten von ihnen werden ungenutzt bleiben, weil sich die Mehrzahl der potentiellen Impfstoffe als unwirksam oder unsicher erweisen werden. Daher weiß Gates schon jetzt, dass er Milliarden »verschwenden« wird, indem er für jeden Impfstoff Produktionskapazitäten finanziert. Diese Diversifikation lohnt sich jedoch, denn es stehen weltweit potentiell Millionen Menschenleben und Billionen Dollar an wirtschaftlichem Wert auf dem Spiel. Wir können uns in der gegenwärtigen Katastrophenlage das Risiko nicht leisten, nach der erfolgreichen Entwicklung eines Impfstoffs auf die Einrichtung von Produktionskapazitäten warten zu müssen.[1]

2 Der Beitrag der Philosophie

Erwägungen in Bezug auf Risikoabsicherung sind im Bereich der Entscheidungstheorie und der Risikoethik zu verorten. Das Kernthema dieser philosophischen Disziplinen bildet die Frage nach der rationalen und ethisch vertretbaren Entscheidung unter Unsicherheit.[2] Zur korrekten Einschätzung der Unsicherheit bedarf es der Epistemologie (Erkenntnistheorie), zu der auch die Wissenschaftstheorie gehört. Sie kümmert sich darum, wie wir uns rational gerechtfertigt Überzeugungen aneignen können, d. h. wie wir uns Überzeugungen aneignen sollen. Die Epistemologie kann daher als Teil einer umfassend verstandenen Ethik begriffen werden, nämlich als Ethik unserer Überzeugungsbildung, also unseres kognitiven Handelns. Insoweit die Risikoethik unser kognitives Handeln betrifft, kann sie als Risikoepistemologie bezeichnet werden. Sie untersucht die Risikoaspekte unserer Überzeugungsbildung.

Philosophie ist essentiell

In der gegenwärtigen Krise hat sich schnell gezeigt, dass der angemessene Umgang mit der pandemischen Katastrophe nicht allein den Virologen und Epidemiologen überlassen werden kann. Was zu tun ist, hängt nicht nur von empirischen Fakten zur unmittelbaren Ursache der Katastrophenlage ab, etwa von den Eigenschaften des SARS-CoV-2-Virus oder der Art seiner Ausbreitung. Vernünftige Entscheidungen erfordern zumal in einer hochkomplexen Entscheidungssituation immer auch die Berücksichtigung und Abwägung vieler anderer Aspekte.

Das betonen auch Virologen. Der Hallenser Virologe Alexander Kekulé etwa findet es essentiell, »alle Seiten zu betrachten, die medizinische, die wirtschaftliche und die soziale«. Politische und rechtliche Gesichtspunkte wären dem sicherlich hinzuzufügen.

Doch wie können wir bestimmen, welche wissenschaftlichen Fachdisziplinen überhaupt relevant sind? Auch diese Frage liegt im Kompetenzbereich der Philosophie, insbesondere der Wissenschaftstheorie, der Entscheidungstheorie und der Ethik. Diese philosophischen Disziplinen entwickeln und diskutieren Entscheidungskriterien, die gleichsam als Filter für die Relevanz aller anderen Erwägungen dienen. Erst wenn die Fragestellungen, die unsere Entscheidungsprobleme konstituieren, klar formuliert und Kriterien für eine Entscheidungsfindung entwickelt worden sind, können wir feststellen, welche Fachdisziplinen Beiträge zur Lösung des jeweiligen Entscheidungsproblems liefern und wie diese jeweils zu gewichten und abzuwägen sind. Das versucht die Philosophie zu leisten. Und genau aus diesem Grunde ist ihr Beitrag zur Debatte um Covid-19 essentiell. Im vorliegenden Essay werden wir skizzieren, welche Aspekte dieser Beitrag abdecken könnte und in welcher Phase – also vor, während oder nach der Katastrophe – sie einschlägig sind.

Philosophie hat eine Deadline

Doch ist das überhaupt möglich? Auf den ersten Blick lässt sich durchaus bezweifeln, dass fundierte philosophische Arbeit über die Covid-19-Krise zu einem derart frühen Zeitpunkt möglich ist. In der Tat teilen offenbar viele, die sich sonst rege an gesellschaftlichen Diskussionen beteiligen, diese Auffassung. So sagte der Philosoph Michael Schmidt-Salomon etwa: »Ich sehe mich außerstande, irgendetwas Substantielles zu dieser Krise zu sagen, solange die Datenlage so lückenhaft und widersprüchlich ist, wie sie sich im Moment darstellt.«

Die epistemische Bescheidenheit Schmidt-Salomons ist für sich genommen lobenswert. Wir glauben trotzdem, dass es nicht nur möglich ist, schon jetzt etwas Substantielles zur Covid-19-Pandemie zu sagen, sondern halten es sogar für geboten, dies zu tun. Denn unabhängig davon, ob die Fakten bekannt sind oder nicht: Es ist klar, dass wir – als Gesellschaft – entscheiden müssen, wie wir mit der aktuellen Situation umgehen wollen. So viel »Zwang, unter Unsicherheit handeln und leben zu müssen, gab es noch nie«, meint der Philosoph Jürgen Habermas mit Blick auf die aktuelle Krise. Dieser Zwang entsteht, wenn durch Nichtstun wertvolle Optionen verlorengehen können, weil man damit bereits einen bestimmten Pfad eingeschlagen hat. Wir können uns wertvolle Chancen verspielen, wenn wir warten, bis die empirischen Daten endlich eindeutig sind.

Der Philosoph Nick Bostrom hat in diesem Zusammenhang einen hilfreichen Begriff geprägt. Er spricht von einer »Philosophie mit einer Deadline« (»philosophy with a deadline«). Damit meint er, dass philosophische Diskussionen manchmal einen Stichtag haben, der als solcher unmissverständlich vorgibt, bis wann spätestens eine Lösung vorliegen muss.

Das gilt zum Beispiel für philosophische Fragen in Bezug auf den Umgang mit aufkommenden Technologien, etwa der Künstlichen Intelligenz. Hier müssen wir Regeln für den Umgang mit absehbaren technologischen Entwicklungen finden, bevor die Einführung der Technologien Tatsachen geschaffen hat. Beispielsweise müssen wir wissen, wie wir selbstgesteuerte Fahrzeuge für dilemmatische Unfallsituationen programmieren sollten, bevor die autonome Fahrtechnologie marktreif ist. Ähnliches gilt in Fragen des Klimawandels, wo die Erreichung von Schwellenwerten bzw. Kipppunkten eine unaufhaltsame Erderwärmung einleiten würde.

In bestimmten Bereichen sind also wohl oder übel philosophische Fragen zu beantworten, weil Handlungsentscheidungen vor einem bestimmten Zeitpunkt getroffen werden müssen. Das gilt auch für den Fall von Covid-19. Wenn wir nicht entscheiden, dann legen wir uns damit auf ein Ergebnis fest – ein Ergebnis, das wir womöglich hätten vermeiden sollen.

Damit können wir schon jetzt eine wichtige erste Schlussfolgerung ableiten: Wenn Philosophie in der Tat einen wesentlichen Beitrag zur Lösung der komplexen Entscheidungsprobleme im Zusammenhang mit Covid-19 leisten kann, und wenn die entsprechenden Entscheidungen unmittelbar anstehen, dann können Philosophinnen und Philosophen sich nicht den Luxus erlauben zu warten, bis alle relevanten Daten vorliegen. Denn dann hat auch die philosophische Diskussion um Covid-19 eine Deadline.

Wir brauchen Philosophie in Echtzeit

Auch wenn Philosophie eine Deadline hat, bleibt in der Regel genügend Zeit, sich gedanklich zu orientieren, möglichst viele und möglichst hochwertige empirische Daten zu sammeln, verschiedene Thesen zu überdenken und nach reiflicher Überlegung zu urteilen. Philosophie mit Deadline impliziert für sich genommen keinen akuten Zeitdruck.

Im Fall der Covid-19-Epidemie bestand und besteht jedoch akuter Zeitdruck. Hier entfaltet sich direkt vor unseren Augen eine katastrophale Situation in hoher Geschwindigkeit. Sie konfrontiert uns mit enorm wichtigen philosophischen Problemen, die wir bisher womöglich nicht oder nur sehr unvollständig durchdacht haben. Und obwohl diese Probleme für uns gerade erst aufgetreten sind, haben sie schon eine Deadline – eine, die in diesem Augenblick abläuft. Aufgrund der hohen Dynamik des empirischen Geschehens müssen Fragen, Antworten und Argumente außerdem fortwährend weiterentwickelt und im Lichte neuer Informationen erneut überdacht werden. Diese für Katastrophen charakteristische Konstellation neuer philosophischer Probleme, kurzer Deadlines und dynamischer Entwicklungen erfordert Philosophie in Echtzeit.

Eine solche Philosophie erfordert eine grundlegende Neujustierung epistemischer Normen, die Philosophinnen und Philosophen normalerweise vertreten würden, denn der Katastrophenfall ist nicht der Normalfall. Da wir uns nicht in der glücklichen Lage befinden, auf hochwertiges Datenmaterial zurückgreifen zu können, müssen wir stattdessen die besten verfügbaren Informationen verwenden. Unsere Schlussfolgerungen sind also versuchsweise zu formulieren und gegebenenfalls zu revidieren, wenn neue, aussagekräftigere Information und Evidenz verfügbar wird. Philosophie in Echtzeit erfordert ständiges Nachjustieren.

Philosophie in Echtzeit braucht Wissenschaft in Echtzeit

Ein Großteil der besten verfügbaren Informationen stammt auch in der aktuellen Krise aus der Wissenschaft. Allerdings sollten wir – anders als in empirisch gut und ohne Deadline-Druck erforschten Bereichen – nicht erwarten, in einer dynamischen Katastrophenlage mit vollständig gesicherten wissenschaftlichen Erkenntnissen arbeiten und uns auf den Goldstandard der begutachteten Fachveröffentlichung stützen zu können. Zum aktuellen Zeitpunkt sind wichtige wissenschaftliche Fragen zwangsläufig offen, relevante Studien befinden sich erst im Stadium der Vorveröffentlichung. Die Wissenschaft von Covid-19, auf die wir uns stützen, wird gerade erst entwickelt. Und auch sie findet in Echtzeit statt.

Natürlich wäre es wünschenswert, erst einmal abzuwarten, wie sich die entsprechende wissenschaftliche Diskussion entwickelt, um sich dann auf einen etablierten Konsens stützen zu können. So ließe sich gewährleisten, dass die philosophische Diskussion der anstehenden Entscheidungsfragen empirisch robust ist. Doch diesen Luxus können wir uns im Katastrophenfall eben nicht leisten. Wichtige Entscheidungsprobleme müssen jetzt – nach bestem verfügbaren Wissen und Gewissen – diskutiert und geklärt werden. Deswegen sind wir, die wir Philosophie in Echtzeit zu praktizieren versuchen, ebenso auf Wissenschaft in Echtzeit angewiesen. Glücklicherweise lassen sich aus der angewandten Epistemologie und Risikoethik Richtlinien bzw. Heuristiken gewinnen, die uns dabei helfen, mit Unsicherheit und Dissens in der wissenschaftlichen Expertendiskussion vernünftig umzugehen.

Die Praxis hat Vorrang

Die Natur unserer Fragestellung – es geht uns um Entscheidungsprobleme, wie sie im Kontext der drohenden oder laufenden Katastrophe auftreten – gibt die epistemischen Normen vor, die für unsere Untersuchung leitend sind. Die Fragestellung bestimmt, welche Art des Schlussfolgerns zulässig ist und welche nicht. Sie definiert, was als epistemische Tugend gelten kann und was als Fehlleistung der Urteilskraft zu kritisieren ist. Um dies zu konkretisieren, ein Beispiel:

Nehmen wir an, vor uns steht eine Schale mit Münzen. Die eine Hälfte der Münzen ist normal bzw. fair, die andere Hälfte gezinkt (fällt also häufiger auf die Kopfseite). Wir nehmen eine Münze aus dem Haufen heraus, werfen sie einige Male und notieren das Ergebnis. Weil wir in Statistik aufgepasst haben, können wir berechnen, dass die Wahrscheinlichkeit, dass die Münze häufiger auf die Kopfseite fällt und damit gezinkt ist, bei 70 % liegt. Dürfen wir daraus schließen, dass die Münze tatsächlich gezinkt ist?

Unter Normalbedingungen lassen das die gängigen Normen der wissenschaftlichen Praxis nicht zu. Eine Hypothese sollte erst dann angenommen werden, wenn – vereinfacht gesagt – die Daten, die sie stützen, mit einer Wahrscheinlichkeit von 5 % oder weniger durch Zufall erklärt werden können.

Unter Normalbedingungen ergibt dieser institutionalisierte Zweifel Sinn – auch wenn die 5 %-Schwelle natürlich zu einem gewissen Grad beliebig ist. Eine derart strenge Skepsis ist aber nicht in jeder Situation vernünftig. Stellen wir uns vor, ein Milliardär tritt auf den Plan und macht uns das folgende Angebot: Wenn wir zutreffend einschätzen können, ob unsere Münze fair oder gezinkt ist, dann zahlt er uns eine Million. Wie sollten wir uns verhalten?

Sich hier herauszuhalten bzw. agnostisch zu zeigen, wäre hochgradig irrational. Wir wissen ja aus unserer Versuchsreihe, dass die Münze mit einer Wahrscheinlichkeit von 70 % gezinkt ist. Also sollten wir darauf wetten, obwohl eine Restwahrscheinlichkeit von weit mehr als 5 % besteht, dass wir uns irren, wenn wir auf »gezinkt« tippen. Die erwarteten Konsequenzen dieser Entscheidung sind schließlich viel besser als jene der Alternative. Auch eine Wette auf »fair« wäre besser, als gar nicht zu tippen, um »wissenschaftlich agnostisch« zu bleiben.[3]

Dieses Beispiel zeigt, dass bestimmte Grundsätze der wissenschaftlichen Überzeugungsbildung, die unter Normalbedingungen vernünftig sind, mit Prinzipien der praktischen Rationalität in Konflikt geraten können.[4] Das gilt umso mehr, wenn philosophische Fragen eine kurze Deadline haben und in Echtzeit beantwortet werden müssen, um etwa Katastrophenszenarien abzuwenden.

Übertragen wir das auf uns: Aus wissenschaftlicher Sicht können wir viele Fragen, die Covid-19 betreffen, noch nicht zufriedenstellend beantworten. Daraus folgt aber nicht, dass wir praktische Fragen noch nicht klar oder dass wir sie deshalb überhaupt nicht beantworten können. Wie der Harvard-Epidemiologe Marc Lipsitch unterstreicht, wissen wir inzwischen für viele praktische Zwecke genug – wir wissen genug, um beherzte Entscheidungen zu treffen. In diesem Essay wollen wir der Frage nachgehen, welche Entscheidungen das gegenwärtig – Anfang April 2020 – sind.

Drei Fragen, die sich aufdrängen

Richten wir unseren Blick auf drei relevante Zeitabschnitte, nämlich: vor, während und nach der Katastrophe. Diese Dreiteilung bestimmt die weitere Struktur unseres Essays bzw. die folgenden drei Teile II, III und IV.

Covid-19: War die Katastrophe vorhersehbar?
Die beste Art, mit Katastrophen umzugehen, besteht darin, sie gar nicht erst eintreten zu lassen. Das erfordert effektive Präventionsarbeit, die Katastrophenrisiken im Vorhinein erkennt und vermeidet. Präventionsmaßnahmen hätten auch im vorliegenden Fall umfassender, früher und schneller ergriffen werden können – und müssen. In Teil II wollen wir das herausarbeiten. Es geht dabei nicht um Schuldzuweisungen, sondern darum, für die risikopolitische Präventionsarbeit der Zukunft wichtige Lehren zu ziehen.

Die Katastrophe ist da – was nun?
Sollte eine Katastrophe bereits eingetreten sein, geht es vor allem darum, rational und ethisch vertretbar mit ihr umzugehen. Wir setzen dabei an dem Zeitpunkt ein, ab dem die Epidemie nicht mehr mit Hilfe von Präventionsmaßnahmen zu kontrollieren war, und diskutieren die verfügbaren Handlungsoptionen mit ihren Vor- und Nachteilen, etwa ob ein Shutdown als Notbremse gerechtfertigt war und wie die Krise mittel- und längerfristig bewältigt werden kann.

Nach der Katastrophe ist vor der Katastrophe: Ausblick und Lehren
Welche Katastrophe uns als Nächstes droht, ist nicht sicher. Sicher aber ist: Es wird sie geben. Daher geht es uns im Schlussteil des Essays darum, Erkenntnisse zu formulieren, die uns bei der Prävention potentieller künftiger Katastrophen helfen können. Es wäre natürlich einseitig – und damit: risikoethisch fahrlässig –, sich dabei auf Katastrophenrisiken zu beschränken, die von möglichen Infektionskrankheiten ausgehen. Wir weiten deshalb den Blick und diversifizieren das Risikoportfolio. Insbesondere erörtern wir die Katastrophenrisiken in den Bereichen des Klimawandels und der Künstlichen Intelligenz.

II Covid-19: War die Katastrophe vorhersehbar?

1 Die Katastrophe, die niemand kommen sah

Am 20. März 2020 lädt das Robert Koch-Institut (RKI) zur Pressekonferenz. Lothar Wieler, der Präsident des RKI, sitzt mit ernster Miene vor dem Mikrophon. Er sagt: »Wir sind alle in einer Krise, deren Ausmaß ich mir nie hätte vorstellen können.« Wenn Wieler, immerhin Deutschlands höchster Seuchenschützer, diese Aussage tätigt, dann war die Covid-19-Epidemie in Deutschland wohl unvorhersehbar, dann hätte niemand diese Katastrophe kommen sehen können.

Diese These wollen wir im Folgenden diskutieren. Wir wollen aufzeigen, warum das Risiko, das sich in Covid-19 realisiert hat, früh erkennbar war und warum es durch geeignete Maßnahmen möglich gewesen wäre, dieses Risiko für Deutschland deutlich zu senken. Aus Sicht der Risiko- und Katastrophenethik hätte genau das geschehen müssen. Es geht uns dabei – wie gesagt – nicht um Schuldzuweisungen, sondern um einen philosophischen Beitrag zur Präventionsarbeit.

War Covid-19 also vorhersehbar? Das hängt davon ab, wie man diese Frage versteht. Mit der Frage könnte zum Beispiel gemeint sein, dass man schon vor Beginn der Pandemie hätte wissen können, dass ein neuartiges Coronavirus in der Stadt Wuhan auf den Menschen überspringen und eine globale Gesundheitskrise auslösen würde. Eine solche Behauptung wäre offensichtlich unseriös.[5] Bisher verfügen wir über keine wissenschaftlich fundierte Möglichkeit, derart spezifische Vorhersagen zu treffen.

Dennoch sind wir der Meinung, dass zu jeweils unterschiedlichen Zeitpunkten mindestens drei Sachverhalte erkennbar waren, so dass wir drei Thesen formulieren können:

These 1: Es war schon lange bekannt, dass eine Katastrophe dieser Art im Bereich des Möglichen liegt.

These 2: Unmittelbar nach dem Ausbruch von Covid-19 in Wuhan gab es Anzeichen dafür, dass eine Pandemie bevorstehen könnte.

These 3: Das Schadenspotential einer Covid-19-Pandemie war kurz nach dem Ausbruch erkennbar.

Pandemien sind erwartbar

Für These 1 lassen sich zunächst historische Belege anführen: Covid-19 ist natürlich nicht die erste Infektionskrankheit der Weltgeschichte, die eine Epidemie bzw. Pandemie ausgelöst hat.

Aus dem Altertum sind Seuchen bekannt, die große Teile der Bevölkerung dahinrafften. Zu den frühesten dokumentierten Fällen zählen etwa die Attische Seuche, die Athen während des Peloponnesischen Kriegs im fünften Jahrhundert v. Chr. heimsuchte, oder die Antoninische Pest im Römischen Reich des zweiten Jahrhunderts v. Chr. Seit dem sechsten Jahrhundert n. Chr. wurde Europa und Vorderasien von einer Vielzahl von Pestwellen heimgesucht, die im Schwarzen Tod des Spätmittelalters gipfelten und viele Millionen Todesopfer forderten.

Im 20. Jahrhundert sind mit der Spanischen Grippe (1918–1920), der Asiatischen Grippe (1957–1958), der Hongkong-Grippe (1968–1970) und der Russischen Grippe (1977–1978) vier Influenza-Pandemien zu verzeichnen. Im frühen 21. Jahrhundert trat mit der Schweinegrippe (2009) eine weitere hinzu.

Die Spanische Grippe zeigte das zerstörerische Potential einer pandemischen Influenza besonders deutlich auf. Sie forderte nach neueren Schätzungen zwischen 80 und 100 Millionen Todesopfer. Zum Vergleich: Diese Zahl übersteigt die Zahl der militärischen Opfer des Ersten Weltkriegs um das Vier- bis Fünffache. Hinzukommen diverse Ausbrüche der Pocken, die allein im 20. Jahrhundert schätzungsweise 300 Millionen Todesopfer forderten, also mehr als alle Kriege und Genozide des 20. Jahrhunderts zusammen. Das Humane Immundefizienz-Virus (HIV) tötete seit 1980 etwa 36 Millionen Menschen. Ausbrüche der Cholera fordern nach Angaben der WHO jährlich zwischen 1,3 und 4 Millionen Opfer. Und diverse andere Krankheiten führen rund um den Globus regelmäßig zu Epidemien: Ein besonders beunruhigendes Beispiel stellt etwa das Ebolafieber dar, das zwar regelmäßig zu nur kleineren Ausbrüchen führt, dafür aber eine erschreckend hohe Letalität von bis zu 90 % aufweist.

Ein kurzer Blick in die Geschichte der Weltgesundheit lehrt also, dass katastrophale Infektionswellen die Menschheit regelmäßig heimsuchen. Und daraus muss man schließen: Pandemien sind in regelmäßigen Abständen erwartbar. Dies gilt umso mehr, als wir die Ursachen und Ursprünge der Pandemien inzwischen gut verstehen.

Mikrobiologische Krankheitserreger, also Bakterien, Viren oder Parasiten, werden von Tieren zu Menschen übertragen. Man spricht in diesem Zusammenhang von Zoonosen oder Zooanthroponosen. Solche Übertragungen sind vor allem dort wahrscheinlich, wo eine Vielzahl von Wildtieren verzehrt wird, die dem Menschen fremde Mikroorganismen beherbergen. In China und anderen asiatischen Ländern begegnet man den sogenannten »Wet Markets«, wo entsprechende Wildtiere wie etwa Schleichkatzen, Schuppentiere oder Fledermäuse lebend angeboten und erst beim Kauf geschlachtet werden. Bereits das Coronavirus SARS-CoV, das die Lungenkrankheit SARS (2003) verursachte und mit dem Covid-19-Erreger SARS-CoV-2 verwandt ist, wurde wahrscheinlich über Wet Markets auf den Menschen übertragen.

Für die Möglichkeit einer pandemischen Infektionswelle durch ein neues Virus spricht also nicht nur eine Vielzahl historischer Präzedenzfälle. Wir kennen auch den Übertragungsweg von Tier zu Mensch und wissen, dass die Bedingungen einer Übertragung auf diesem Weg in vielen Ländern gegeben sind.

Eine Pandemie wie die aktuelle war aus einem weiteren Grund absehbar: Die sozioökonomischen, technischen und Umweltbedingungen unserer Gegenwart begünstigen die Entwicklung und Ausbreitung von Infektionskrankheiten. Der *Global Risk Report* (2019) des *World Economic Forum* identifiziert in diesem Zusammenhang fünf wichtige Trends:

1. Das globale Dorf: Mikrobiologische Krankheitserreger oder Pathogene können durch das enge Transportnetzwerk des internationalen Personen- und Warenverkehrs innerhalb von nur 36 Stunden an jeden beliebigen Ort der Welt gelangen.
2. Die Urbanisierung: Der überwiegende Teil der Weltbevölkerung lebt heute in Städten. Die urbane Bevölkerungsdichte und die vergleichsweise schlechten hygienischen Bedingungen vieler Metropolen begünstigen die Verbreitung von Krankheitserregern.
3. Die Entwaldung: Der weltweite Baumbestand ist in den letzten zwei Jahrzehnten rückläufig. Das begünstigt Epidemien, weil Wildtiere so aus ihren natürlichen Lebensumgebungen vertrieben werden und verstärkt Kontakt zu Menschen haben, was die Wahrscheinlichkeit zoonotischer Erkrankungen erhöht.
4. Der Klimawandel: Nach Einschätzung der WHO kann der

Klimawandel die Ausbreitung infektiöser Krankheiten aus mehreren Gründen begünstigen, etwa indem sich die klimatischen Bedingungen für die Ausbreitung bestimmter Krankheitserreger verbessern.

5. Flucht und Vertreibung: Millionen Menschen fliehen weltweit vor Armut, Verfolgung, Krieg und Naturkatastrophen und sind dabei besonders anfällig für Infektionskrankheiten wie Masern, Malaria, Diarrhö und akute Atemwegserkrankungen.

Halten wir also fest: Aufgrund der Vielzahl historischer Pandemien, der bekannten und weiterhin vorhandenen Übertragungswege von Tier zu Mensch und den für pandemische Krankheitserreger günstigen Bedingungen der modernen Welt war es nur eine Frage der Zeit, bis uns eine weitere Pandemie heimsuchen würde.

Bill Gates, der sich wie erwähnt seit langem mit der Prävention von Pandemien auseinandersetzt, führte bereits vor fünf Jahren aus: »Wenn irgendetwas in den nächsten Jahrzehnten mehr als 10 Millionen Menschen umbringt, dann ist es sehr wahrscheinlich ein hochinfektiöses Virus und kein Krieg.«

Natürlich wussten auch die nationalen und internationalen Gesundheits- und Seuchenschutzbehörden um dieses Risiko. Die WHO und das RKI verfügen etwa über Pandemiepläne für Influenzawellen. Infolge der SARS-Pandemie des Jahres 2003 wurde nicht nur an Influenzapandemien gedacht. Der Ausbruch eines modifizierten, deutlich infektiöseren Coronavirus (Modi-SARS) wurde in einer Drucksache des Bundestages aus dem Jahr 2012 ausführlich besprochen.

Wenn These 1 zutrifft, war also durchaus vorhersehbar, dass die Welt früher oder später eine schwerwiegende virale Pandemie erleben würde. Dennoch haben die Entscheidungsträger nahezu aller westlichen Länder nicht mit hinreichender Alarmbereitschaft auf den Ausbruch von Covid-19 im chinesischen Wuhan reagiert. Noch am 11. März beklagte der Generaldirektor der WHO Tedros Adhanom Ghebreyesus »ein alarmierendes Niveau des Nichtstuns«. Es drängt sich daher die Frage auf, warum es so lange dauerte, bis man das pandemische Potential des neuen Coronavirus erkannt hatte. Das führt uns zu These 2.

Das pandemische Potential von SARS-CoV-2 war erkennbar

Entsprechend These 2 war schon früh deutlich geworden, dass SARS-CoV-2 durchaus das Potential hatte, eine Pandemie auszulösen. Übersehen wurde diese Tatsache insbesondere deshalb, weil Argumente in Umlauf waren, die auf falschen sachlichen Annahmen oder grundlegenden Denkfehlern beruhen.

Nach einem ersten Argument, das auch von Bundesgesundheitsminister Jens Spahn vertreten wurde, ist SARS-CoV-2 mit den saisonalen Grippeviren vergleichbar. Niemand befürchte aber, dass die jährlich auftretende Grippewelle, die in der Saison 2017/18 immerhin 25 000 Todesopfer forderte, plötzlich in eine unkontrollierbare Pandemie umschlagen würde. SARS-CoV-2 werde daher in seiner Gefährlichkeit überschätzt.

Diese Position nahm auch der Publizist Gabor Steingart erstaunlich lange ein. In einem Blogpost vom 4. März 2020 diagnostizierte er, die Vernunft stehe im Moment unter Quarantäne. Er wies darauf hin, dass sich bis dato in Deutschland nur 196 Menschen mit SARS-CoV-2 infiziert hätten und noch niemand gestorben sei. Dagegen habe die saisonale Influenza bereits 161 Todesopfer gefordert. Auch im Straßenverkehr, so Steingart, würden über 3000 Menschen pro Jahr sterben. Folglich sei übermäßige Sorge unbegründet.

Dieser Gedankengang übersieht, dass sich SARS-CoV-2 von der saisonalen Grippe in wesentlichen Punkten unterscheidet:

Anders als SARS-CoV-2 sind saisonale Grippeviren endemisch, sie treten also in einer bestimmten Region fortwährend und gehäuft auf. Es existieren zwar Ansteckungsketten von Person zu Person, doch führen diese nicht zu einem epidemischen Ausbruch, weil die Zahl der Infizierten saisonal mehr oder weniger konstant bleibt.

Technisch lässt sich dies durch das Verhältnis zweier epidemiologischer Kennzahlen erklären, nämlich durch das Verhältnis zwischen der Basisreproduktionszahl (R_0) und der Suszeptibilitätszahl (S). R_0 ist die Anzahl der Personen, die eine infizierte Person im Durchschnitt in einer nicht-immunen Bevölkerung ansteckt, sollten keine Gegenmaßnahmen wie etwa »Physical Distancing« ergriffen werden. S ist der für die jeweilige Erkrankung anfällige Bevölkerungsanteil. Wenn das Produkt $R_0 \times S$ bei einem Wert von 1 liegt, dann besteht ein endemisches Gleichgewicht. Wenn der R_0-Wert eines Krankheitserregers zum Beispiel 1,5 beträgt, aber nur zwei Drittel der Bevölkerung anfällig sind, weil ein Drittel aufgrund früherer Infektionen oder einer Impfung immun ist, dann ergibt sich folgende Rechnung:

$$R_0 \times S = 1{,}5 \times 2/3 = 1.$$

Diese Konstellation begegnet uns bei saisonalen, endemischen Grippeviren, was unkontrollierte Ausbrüche verhindert.

Bei epidemischen Viren wie dem SARS-CoV-2 sieht das ganz anders aus. Aufgrund seiner vergleichsweise hohen Kontagiosität (Fähigkeit zur Ansteckung) liegt der R_0-Wert von SARS-CoV-2 deutlich über 1, wahrscheinlich zwischen 2 und 2,5. Das RKI geht sogar von einem Wert zwischen 2,4 und 3,3 aus.[6] Außerdem ist in diesem Fall vermutlich noch niemand gegen den Erreger immun.[7] Damit ist $S = 1$.

Was bedeutet das? Gehen wir davon aus, dass $R_0 = 2$. Das würde bedeuten, dass die erste mit SARS-CoV-2 infizierte

Person in einer Bevölkerung jeweils zwei weitere ansteckt, die wiederum je zwei weitere anstecken usw. Dadurch ergibt sich ein explosionsartiges, exponentielles Wachstum, das aufgrund der höheren Suszeptibilität der Bevölkerung zudem einen deutlich größeren Bevölkerungsanteil erfasst, als saisonale Influenza-Erkrankungen dies können. Da sich diese Welle in allen Ländern ausbreitet, in die SARS-CoV-2 eingeschleppt wird, verursacht das Virus absehbar überall Epidemien und führt damit zu einer Pandemie. Saisonale Grippeviren tun das nicht.

Weil dieser Unterschied zwischen saisonaler Grippe und SARS-CoV-2 bekannt war, war auch das pandemische Potential des Virus ohne größere Schwierigkeiten erkennbar.

Nun könnte man einwenden, dass dasselbe Argument für SARS-CoV, also den Erreger des Schweren Akuten Respiratorischen Syndroms (SARS), gegolten hat. Die Verbreitung dieses Virus ließ sich 2003 aber erfolgreich eindämmen, nach weltweit 8000 Fällen und 800 Todesopfern.

Auch dieses Gegenargument übersieht grundlegende Unterschiede zwischen SARS-CoV und SARS-CoV-2: Zwar bestehen tatsächlich viele Gemeinsamkeiten zwischen den beiden Erregern. So gehören beide zur Familie der Coronaviren, teilen etwa 86 % des Erbguts und werden vorrangig durch Tröpfcheninfektion übertragen. Das klinische Bild ist ebenfalls ähnlich: Beide Viren befallen die Atemwege und können schwere Krankheitsverläufe nach sich ziehen.

Gleichzeitig unterscheiden sich die beiden Erreger aber in mehrfacher Hinsicht. Die wichtigsten Unterschiede liegen in der Kontagiosität und in den Symptomen der verursachten Erkrankungen. So ist SARS-CoV-2 ansteckender als SARS-CoV. Zudem verläuft eine Infektion mit SARS-CoV-2 anders als eine Infektion mit SARS-CoV. Bei vielen Patienten führt sie nur zu milderen (oder sogar eventuell zu gar keinen) Symptomen, was es vergleichsweise schwerer macht, Ansteckungen früh zu erkennen und Ansteckungsketten durch geeignete Maßnahmen zu unterbrechen.

Diese Unterschiede waren früh bekannt, und wer sie zur Kenntnis nahm, musste erwarten, dass sich die Eindämmung von SARS-CoV-2 deutlich schwieriger gestalten würde als die Bekämpfung von SARS-CoV.

Das Schadenspotential von SARS-CoV-2 war erkennbar

Wer die Thesen 1 und 2 akzeptiert, wer also einräumt, dass Pandemien erwartbar sind und auch die Covid-19-Pandemie früh absehbar war, könnte dennoch die Berechtigung von These 3 bestreiten. Sie besagt, dass nicht nur das pandemische Potential von SARS-CoV-2, sondern auch sein Schadenspotential früh erkennbar war.

Wer diese These verneint, könnte ins Feld führen, dass das pandemische Potential eines Erregers nicht als solches auf ein hohes Schadenspotential schließen lässt. Es sind Krankheitserreger denkbar, die zwar die gesamte Weltbevölkerung infizieren, aber nur sehr milde Symptome verursachen und so gut wie niemanden schlimmer schädigen. Die (H1N1)pdm09-Influenza-Pandemie von 2009, die sogenannte Schweinegrippe, könnte in diesem Zusammenhang als Beispiel dienen.

Allerdings hinkt auch dieser Vergleich: Der erste wichtige Unterschied besteht in der unterschiedlichen Basisreproduktionszahl R_0 der beiden Erreger. Der R_0-Wert des (H1N1) pdm09-Virus, das 2009 die Schweinegrippe-Pandemie verursachte, wird auf etwa 1,4 geschätzt. Der entsprechende Wert von SARS-CoV-2 wurde schon Anfang Januar in einer Studie des *New England Journal of Medicine* aber auf 2,2 geschätzt. Unter der Voraussetzung, dass diese Zahlen korrekt sind, lässt sich also zumindest näherungsweise die Personenzahl bestimmen, die sich voraussichtlich mit dem jeweiligen Erreger infizieren würde. Die Formel lautet:

Anzahl Infizierte (zum Ende der Pandemie) = $(1 - 1/R_0) \times$ Weltbevölkerung

Da die Weltbevölkerung im Jahr 2009 6,85 Milliarden betrug, ergibt sich für die Schweinegrippe bei unkontrollierter Ausbreitung ein Schätzwert von 1,96 Milliarden Infizierten, also von 32 % der Gesamtpopulation. Tatsächlich schätzt man in der Rückschau, dass die Verbreitung bei 11 % bis 21 % gelegen hat. Die Differenz lässt sich durch die eingeleiteten Maßnahmen erklären.

Wie sieht die Prognose für SARS-CoV-2 aus? 2020 zählt die Weltbevölkerung 7,79 Milliarden Menschen. Unterstellt man einen R_0-Wert von 2,2, ergibt sich, dass sich schätzungsweise 54,5 % der Weltbevölkerung infizieren werden, bevor die Pandemie ausläuft. Das entspricht 4,25 Milliarden und im Vergleich mit der Schweinegrippe einem doppelt so hohen Wert. (Das »Covid-19 Response Team« des Imperial College London kommt in einer Modellierungsstudie sogar zu einer Schätzung von 7 Milliarden Infektionen, beruhend auf einer Basisreproduktionsrate von 3.)

Der zweite Unterschied liegt in den Letalitäten von (H1N1) pdm09 und SARS-CoV-2, also den unterschiedlichen Sterberisiken, die mit den beiden Viren verbunden sind. Wenn man die Anzahl der Toten der Schweinegrippe auf 284 500 schätzt, dann ergibt sich eine Letalität von 0,02 % bis 0,04 %. Für SARS-CoV-2 ist die Letalität zwar noch nicht genau bekannt, doch war bereits zu einem relativ frühen Zeitpunkt deutlich geworden, dass sie zumindest um ein Vielfaches höher liegen könnte als die Letalität von (H1N1)pdm09.

Aus den chinesischen Daten ergibt sich basierend auf den erfassten Fällen zum 29. März 2020 ein rechnerischer Wert von 4%. Diese Zahl lag bereits Ende Januar bei etwa 3%. Diese Schätzung ist mit ziemlicher Sicherheit zu hoch, da von einer signifikanten Dunkelziffer der Infektionen auszugehen ist. Allerdings begegnen wir gegenwärtig auch in Südkorea, das hervorragend testet und dadurch die Dunkelziffer deutlich reduziert, einem Wert von etwa 1,6%. In Deutschland liegt die Sterblichkeit zum selben Datum bei etwa 1,46%.

Besonders interessant ist der Fall der Diamond Princess, jenem Kreuzfahrtschiff, auf dem es einen Covid-19-Ausbruch gab und dessen Crewmitglieder und Passagiere Teil eines unfreiwilligen Experiments wurden. Am 1. Februar 2020 stellte man bei einem Passagier, der die Diamond Princess sechs Tage zuvor verlassen hatte, Covid-19 fest. Daraufhin wurde das Schiff umgehend unter Quarantäne gestellt und alle an Bord verbliebenen Personen auf SARS-CoV-2 getestet. Bei 712 konnte das Virus nachgewiesen werden. Nach Angaben des japanischen Gesundheitsministeriums sind bisher 10 gestorben, die infektionsbezogene Sterblichkeit beträgt also 1,4% und ist, da alle Personen an Bord getestet wurden, nicht von einer Dunkelziffer verzerrt.

Hier stellt sich jedoch ein anderes Problem: Die Personen an Bord – 1045 vergleichsweise junge Crewmitglieder (das Medianalter, also jenes Lebensalter, das eine bestimmte Gruppe so teilt, dass 50% ihrer Mitglieder jünger und 50% älter als der entsprechende Wert sind, betrug 36) und 2666 vergleichsweise alte Passagiere (Medianalter: 69) – waren in ihrer Alterszusammensetzung nicht repräsentativ für eine Bevölkerung wie die deutsche, und auch unter anderen Gesichtspunkten könnte sich das Personenkollektiv der Diamond Princess deutlich von einer bevölkerungsrepräsentativen Stichprobe unterscheiden. Doch selbst dann, wenn man lediglich unterstellen würde, dass die Letalität von 1,4% sich nur auf die Personen über 65 Jahren bezieht, würde dies hochgerechnet auf Deutschland Erschreckendes bedeuten: 17,88 Millionen Deutsche sind 65 Jahre alt oder älter. Eine Covid-19-Epidemie würde dann ohne Gegenmaßnahmen allein in dieser Altersgruppe rund 250 000 Todesopfer fordern.

Selbst wenn wir unterstellen wollten, dass es in den anderen Altersgruppen keine Toten geben würde (und auch das ist inzwischen durch Daten widerlegt), folgt zudem nicht, dass die Covid-19-Epidemie in Deutschland die Jüngeren verschonen würde. Im Rahmen einer Studie von 2007 zu den Spätfolgen der SARS-Pandemie des Jahres 2003 gaben über 40 % der befragten damaligen Patienten an, am chronischen Erschöpfungssyndrom zu leiden. Da SARS-CoV-2 dem ursprünglichen SARS-CoV ähnelt, besteht durchaus Grund zur Sorge, dass ähnliche gesundheitliche Schädigungen auch einem erheblichen Prozentsatz der Covid-19-Patienten drohen.

Wir können damit festhalten, dass das Schadenspotential einer Covid-19-Pandemie bereits früh erkennbar war. Diese Tatsache ergibt sich bereits aus der deutlich höheren vermuteten Letalität von Covid-19 etwa im Vergleich mit der Schweinegrippe.

Anlass zur Sorge: Weitere Indizien

Hinzukamen weitere Anhaltspunkte, die Anlass zur Sorge hätten geben müssen – allen voran das Verhalten Chinas.

Viele Quellen belegen, dass die chinesischen Behörden sich zunächst bemühten, Gerüchte über den Ausbruch eines neuen Coronavirus zu unterdrücken. Li Wenliang, der junge Arzt, der als Erster vor der Bedrohung durch Covid-19 warnte und später selbst am Virus starb, wurde zunächst von der Polizei in Wuhan festgenommen und gezwungen, eine Erklärung zu unterschreiben, in der er sich verpflichtete, die »Verbreitung von Gerüchten« in Zukunft zu unterlassen.

Wenig später änderten die chinesischen Behörden ihren Kurs und meldeten der WHO die neuartige Erkrankung. Am 23. Januar 2020 stellte man die Stadt Wuhan und die Provinz Hubei unter militärisch durchgesetzte Quarantäne – für zwei lange Monate. Mit enormem Aufwand wurden Notkrankenhäuser errichtet, Beatmungsgeräte produziert und medizinisches Personal in die betroffenen Regionen entsandt. Präsident Xi Jinping verkündete den »Volkskrieg« gegen die Virusinvasion.

Auch für einen Staat, dessen Rechts- und Gesellschaftssystem grundlegend von den rechtsstaatlichen Normen westlicher wie östlicher Demokratien abweicht, können solche Notstandsmaßnahmen nur als extrem gelten. Wer 60 Millionen Menschen während zwei Monaten unter militärischer Gewaltandrohung in Quarantäne steckt und damit gewaltige Kosten für Wirtschaft und Gesellschaft in Kauf nimmt, würde völlig irrational handeln, wenn er nicht von einer außerordentlich bedrohlichen Gefahrenlage ausginge. Daher ließ sich aus dem Verhalten Chinas der Schluss ziehen, dass SARS-CoV-2 hochgefährlich sein könnte.

Um einem Einwand vorzugreifen: Das Argument setzt keineswegs voraus, dass man den Aussagen der chinesischen Regierung und Behörden blind Vertrauen schenken muss. China ist derzeit keine offene Gesellschaft. Die Verlautbarungen offizieller Stellen sind daher immer sozusagen mit einem Körnchen Salz zu verstehen, oft sogar nur mit einer ganzen Wagenladung. Doch hier geht es nicht um offizielle Verlautbarungen, sondern um manifestes Handeln – und Taten sagen mehr als Worte. Das Handeln der chinesischen Regierung erlegte der Gesellschaft extreme Kosten auf. Dies war eine eindeutig zu beobachtende Tatsache. Spieltheoretisch formuliert übermittelte uns China auf diese Weise und ohne dies eigentlich zu beabsichtigen ein »teures Signal« (*costly signal*), das deutlich ernster zu nehmen ist als eine offizielle Aussage, die China im Vergleich nichts gekostet hätte.

Ein zweites Indiz lieferten die Einschätzungen ostasiatischer Experten. Bereits Anfang 2019, also lange vor dem Ausbruch von SARS-CoV-2, warnten Forscher aus Wuhan davor, dass insbesondere von den bei Fledermäusen nachgewiesenen Coronaviren in China ein Risiko ausgehe.

Kurz nach dem Ausbruch äußerten sich weitere Wissenschaftler. Am 23. Januar 2020 zeigte sich Guan Yi, ein weltweit führender Virologe aus Hong Kong, der mit seinem Team unter anderem die Ursprünge des ersten SARS-Coronavirus erforscht hatte, äußerst besorgt über die Entwicklungen in Hubei. Er gab die konservative Schätzung ab, die Covid-19-Epidemie werde mindestens zehnmal so schlimm verlaufen wie SARS im Jahr 2003, und befürchtete, dass die Situation in Wuhan bereits außer Kontrolle geraten sei und die Regierung das goldene Zeitfenster für die Eindämmung verpasst habe. Schon zu diesem Zeitpunkt war zudem bekannt, dass das neuartige SARS-Coronavirus auch von vorsymptomatischen (also von Menschen, die noch keine Symptome zeigen) und asymptomatischen Trägern (also von Menschen, die keine der typischen Symptome zeigen) weitergegeben werden könnte.

All diese Indizien hätten die hiesigen Behörden, die Politik, die Wissenschaft und die Gesellschaft in hohe Alarm- und Reaktionsbereitschaft versetzen müssen. Die nach außen demonstrierte Gelassenheit mag gut gemeint gewesen sein. Sie war dem Ernst der Lage aber nicht angemessen.

Effektive Prävention war möglich

Hätten wir die Warnzeichen ernst genommen und bereits früh entsprechende Schritte eingeleitet, hätten wir bis zum jetzigen

Zeitpunkt in Deutschland über 1000 Menschen vor dem Tod bewahren können (Stand: 3. April 2020). Christian Drosten hielt Anfang März eine Zahl von 278 000 Todesopfern für realistisch. Nach einer vertraulichen Studie des Bundesinnenministeriums, die seit dem 22. März 2020 dem Bundesverteidigungsministerium und dem Kanzleramt vorliegt, könnte die Anzahl an Todesopfern bei einer ungebremsten Ausbreitung über 1 Million Menschen betragen.

Tatsächlich wäre es möglich gewesen, effektiv vorzubeugen. Denn die erfolgreiche Präventionsarbeit ostasiatischer Staaten, die früher und entschiedener eingeschritten sind, belegt, dass und wie solches erfolgen kann, ja: erfolgen muss. Zu diesen Staaten zählt nicht nur die chinesische Diktatur, sondern zählen auch Demokratien wie Südkorea und Taiwan. Die Maßnahmen, die in diesen Ländern umgesetzt wurden, ähneln sich stark.

Eine effektive Maßnahme bildeten zum einen die unverzüglich erlassenen Einreisebeschränkungen, die für Reisende aus Wuhan und dann für Ankömmlinge aus ganz China eingerichtet wurden. Nachdem europäische Länder China als neue SARS-CoV-2-Hotspots abgelöst hatten, wurden die Reisebeschränkungen auf Europa ausgedehnt. Umgekehrt durften wichtige medizinische Utensilien wie Masken und Desinfektionsmittel nicht mehr in andere Länder ausgeführt werden.

Zudem führte man routinemäßig Fiebermessungen durch, um mögliche Infizierte zu erkennen, bevor sie weitere Personen anstecken können. Eine offene und aggressive Strategie bei der Aufklärung von Krankheitsfällen, also die sofortige Testung von Verdachtsfällen und die konsequente Isolierung von Infizierten, begleiteten diese Maßnahmen. Ebenso wurde das Tragen von Masken in der Öffentlichkeit zur Pflicht, um zu verhindern, dass Infizierte durch Tröpfcheninfektion andere anstecken. Beide Länder griffen auch auf Handy-Apps zurück, um die Bevölkerung zu informieren und Kontaktpersonen von

Infizierten zu warnen. Ein Shutdown war aufgrund der konsequenten Eindämmung des Virus bisher nicht notwendig.

Besonders interessant ist ein Aspekt der koreanischen und taiwanesischen Maßnahmenpakete, nämlich die Kombination von Fiebermessung und Maskenpflicht. Sie führt uns zurück zu einem Punkt, den wir in Kapitel I,2 angesprochen haben: Philosophische Probleme müssen manchmal in einem dynamischen Kontext und unter dem Druck kurzer Deadlines gelöst werden, so dass Philosophie in Echtzeit zu betreiben ist: Während der frühen Phase der Covid-19-Epidemie in Südkorea und Taiwan war zu entscheiden, wie man handeln sollte, um den Erreger effektiv einzudämmen. Dabei war noch keineswegs klar, wie er sich hauptsächlich verbreitet. Prinzipiell waren Szenarien zwischen zwei Extrempunkten denkbar:

1. Das Risiko einer Infektion ist erst ab dem Moment des Auftretens von Krankheitssymptomen gegeben, nicht aber vor diesen.
2. Infektionsrisiken gehen nur von Personen aus, die (noch) keine Symptome haben, also von vorsymptomatischen oder asymptomatischen Trägern. Bereits Erkrankte sind entweder nicht mehr ansteckend oder erkranken schnell so schwer, dass sie bettlägerig sind, sich damit sozusagen selbst isolieren und deswegen niemanden mehr anstecken.

Falls das erste Szenario zutrifft, sind Fiebermessungen effektiv, weil Erkrankte, von denen Infektionsrisiken ausgehen, früh als solche erkannt werden. Eine Maskenpflicht für Menschen ohne Symptome hätte dagegen praktisch keine Wirkung. Befinden wir uns im ersten Szenario, würde uns eine Kombination aus diesen beiden Maßnahmen also sicher zum Ziel führen.

Sollte jedoch das zweite Szenario der Fall sein, wären Fiebermessungen ineffektiv, weil von bereits Erkrankten ja kein

Infektionsrisiko mehr ausgeht. Der einzig richtige Weg wäre es dann, eine Maskenpflicht für alle zu verordnen. Wiederum gilt: Wenn wir nicht wissen, dass das zweite Szenario zutrifft, dann können wir mit Hilfe einer Kombination von Fiebermessungen und Maskenpflicht die Ausbreitung der Epidemie effektiv bekämpfen. Dasselbe gilt entsprechend für gemischte Szenarien, in denen sowohl von den vorsymptomatischen und asymptomatischen als auch von den erkrankten Infizierten in unterschiedlichem Grad Infektionsrisiken ausgehen würden.

Es zeigt sich also, dass es durchaus möglich ist, Substantielles zum rationalen Umgang mit Covid-19 zu sagen – selbst bei erheblichem Informationsmangel. Weil die Praxis Vorrang hat, diktiert hier die Risikoethik das Vorgehen, auch wenn die Epistemologie sich theoretisch eines Urteils enthält. Südkorea und Taiwan haben durch eine risikoethisch sinnvolle Kombination von Maßnahmen vorgemacht, wie man der Praxis Vorrang geben kann. Andere Länder hätten die Möglichkeit gehabt, rechtzeitig aus den Erfahrungen dieser Länder zu lernen.

Leider haben sie dies mehrheitlich nicht getan. Das gilt auch für Deutschland, da hier die südkoreanischen und taiwanesischen Maßnahmen nicht, nur teilweise oder stark verspätet umgesetzt wurden.

Zwar gab das Auswärtige Amt Ende Januar 2020 eine Reisewarnung für die Provinz Hubei heraus – doch allgemeine Reisebeschränkungen für China gab es nicht. In diesem Zusammenhang lehnte Bundesgesundheitsminister Spahn »nationale Alleingänge« ab. Nachdem dann der Iran zu einem der neuen Coronavirus-Hotspots geworden war, hätte man erwarten können, dass Einreisen aus Teheran unterbunden oder Einreisende zumindest unter eine zweiwöchige Quarantäne gestellt würden – eine Praxis, die viele andere Länder bereits eingerichtet hatten. Auch das geschah nicht. Man setzte stattdessen auf Selbstauskünfte der Passagiere.

Fiebermessungen lehnte Gesundheitsminister Spahn aus dem Grunde ab, dass nicht alle Infizierten Fieber hätten – eine Logik, nach der man auch den Druck seiner Autoreifen nicht regelmäßig kontrollieren müsste, weil nicht alle Unfälle durch Reifenprobleme entstehen. Deutschland testet zwar deutlich mehr als andere Länder und konnte dadurch eine Eskalation der Situation wie in Italien bisher verhindern. Doch auch hierzulande wird im Unterschied zu Ländern wie Südkorea und Taiwan deutlich zu wenig getestet, wenn man die Testzahlen in Relation zu den Infektionen setzt. Eine Studie des Innenministeriums bescheinigt diese Tatsache inzwischen. Aufgrund der zu geringen Testzahl entfällt auch die Möglichkeit, Infizierte unter Quarantäne zu stellen. Über Handy-Apps, die Kontaktpersonen Infizierter vor möglichen Ansteckungen warnen könnten, diskutieren wir heute noch. Und das RKI rang sich gerade erst dazu durch, das Tragen von Masken in der Öffentlichkeit wenigstens zu empfehlen.

Mit anderen Worten: Deutschland setzte die Maßnahmen, die in anderen Ländern offenbar bei der Eindämmung von SARS-CoV-2 geholfen hatten, nicht oder nur sehr spät in die Praxis um. Warum?

2 Eine Krise des Denkens

Wie lassen sich die Urteilsfehler der Behörden und der Politik in Deutschland erklären? Wer diese Frage seriös und ohne Rückgriff auf Verschwörungstheorien beantworten will, kommt an der folgenden explanatorischen Heuristik, die als »Hanlons Rasiermesser« bekannt ist, nicht vorbei: »Schreibe niemals der Bösartigkeit zu, was durch Dummheit angemessen erklärt wird.«

»Dummheit« meint hier nicht etwa einen niedrigen Intelligenzquotienten oder mangelndes Wissen, sondern verbreitete Denkfehler, die in der psychologischen Forschung mittlerweile ausführlich dokumentiert sind. Uns scheint, solche Denkfehler haben Entscheidungsträger in der westlichen Welt im Umgang mit Covid-19 fehlgeleitet. Das ist nur menschlich. Doch ist es deshalb nicht weniger gefährlich.

An dieser Stelle können wir dazu nur einige Leithypothesen formulieren und diese kurz plausibilisieren.

Fehlwahrnehmung exponentiellen Wachstums

> Die Anzahl der Seerosen auf einem Teich verdoppelt sich jeden Tag. Am 48. Tag ist der Teich vollständig mit Seerosen bedeckt. An welchem Tag war er halb bedeckt?

Diese Denkaufgabe bildet eine von drei Fragen, die im Rahmen des Cognitive Reflection Test gestellt werden. Dabei handelt es sich um einen psychologischen Test, der die Neigung zu analytischem Denken prüft. Viele Probanden – auch Studierende an Eliteuniversitäten – geben eine falsche Antwort auf die Seerosen-Frage, wie der Psychologe Shane Frederick in einer Studie zeigen konnte: Sie verorten den Wert unterhalb des 47. Tages.

Wer nicht sieht, dass der Teich erst am 47. Tag halb bedeckt ist, der geht falsch mit exponentiellem Wachstum um, wahrscheinlich weil sich sein Bauchgefühl gegen das korrekte Urteil sperrt. Intuitiv scheint es unmöglich zu sein, dass die Zahl der Seerosen an nur einem Tag so stark ansteigt wie in den 47 Tagen zuvor – obwohl sich dies mit nur einem gedanklichen Schritt direkt aus der Frage ableiten lässt (Verdopplung jeden Tag).

Offenbar unterlief Gabor Steingart, dessen Einschätzung zu Covid-19 wir bereits zitiert haben, ein ähnlicher Fehler. Er verwies Anfang März darauf, dass sich lediglich 196 Personen mit

SARS-CoV-2 infiziert hätten. Zur Einschätzung der Lage viel relevanter wäre es aber gewesen, die Dynamik des exponentiellen Wachstums in den Blick zu nehmen. 196 Virusträger reichen rechnerisch aus, um bei einer Verdopplung der Infizierten alle 2,5 Tage (und mit diesem Wert hätte er schon damals kalkulieren müssen) in etwa zwei Monaten die gesamte Weltbevölkerung zu durchseuchen.

Jeder, der die Gefahr von Covid-19 aufgrund der anfänglich tiefen Fallzahlen für sehr gering oder gar vernachlässigbar hielt, ignorierte also die Wachstumsrate. Man kann vermuten, dass Ähnliches auch auf viele unserer Entscheidungsträger zutrifft. Immerhin scheinen nicht einmal Expertinnen und Experten vor Fehlwahrnehmungen im Umgang mit exponentiellem Wachstum gefeit – eine Tatsache, die sich auch mit allgemeinen psychologischen Befunden deckt.[8] Wie erwähnt bemerkte der ETH-Epidemiologe Marcel Salathé am 28. Februar 2020 in einem Interview, er sehe seiner Italienreise im April »relaxed« entgegen. Am 8. März 2020 wurde die gesamte Lombardei unter Quarantäne gestellt. Einen Tag später folgte der Shutdown in ganz Italien.

Der Truthahn-Fehlschluss

Erinnern wir uns an Lothar Wielers Bemerkung zum Ausmaß der Krise: »Wir sind alle in einer Krise, deren Ausmaß ich mir nie hätte vorstellen können«, so der Präsident des RKI am 20. März 2020. Noch zwei Monate zuvor hatte sich Wieler optimistisch gezeigt. »Deutschland ist absolut gut vorbereitet, die Gefahr für Deutschland ist sehr gering«, bemerkte er am 27. Januar im Morgenmagazin des ZDF.

In der anglophonen Debatte über Denkfehler wurde ein Gedankengang entwickelt, mit dessen Hilfe sich psychologisch rekonstruieren lässt, was sich auch in den Köpfen der Experten (vermutlich nicht bewusst) abgespielt haben könnte. Man nennt ihn das Argument des Unglaubens (*argument from incredulity*). Schematisch könnte man es wie folgt darstellen:

(P1) Ich kann mir nicht vorstellen, dass eine Situation wie in Wuhan auch in Deutschland eintritt.

(K) Es ist nicht möglich bzw. extrem unwahrscheinlich, dass eine Situation wie in Wuhan auch in Deutschland eintritt.

Von der Psychologie her gesehen ist der Gedankengang ohne jedes Problem nachvollziehbar. Wer eine Krise wie die gegenwärtige noch nicht erlebt hat, dem fällt es nicht leicht, sie kognitiv und emotional vorwegzunehmen – auch wenn starke Evidenz existiert, dass die Krise wirklich droht. Die Covid-19-Epidemie passt schlicht nicht zu dem, was wir aus unserer Lebenswelt kennen. Und aus diesem Grunde taugen unsere direkten Erfahrungen nicht als Kompass, um einschätzen zu können, was wir in einer Situation wie der momentanen erwarten sollten. Dazu müssen wir erst unsere Vorstellungskraft bemühen, und wir müssen dies aktiv tun, uns also auch in gedankliche Räume vortasten, mit denen wir bisher keine Erfahrungen gemacht haben. Natürlich wirken die Bilder, die wir dabei imaginieren, blasser als jene, auf die wir zurückgreifen können, sollten wir bereits direkte Erfahrungen mit vergleichbaren Situationen gemacht haben. Aber es gibt dazu keine Alternative.

Sicherlich erklärt ein Mangel an Vorstellungskraft einen Teil der Fehlurteile, die unserer Gesellschaft im Umgang mit Covid-19 unterlaufen sind. Ihrem Charakter nach handelt es sich hier um eine spezielle Variante eines Einseitigkeitsfehlschlusses, der manchmal als Truthahn-Fehlschluss bezeichnet wird: Ein Truthahn, der von einem Bauern bis zur

Schlachtreife gemästet wird, macht Tag für Tag die Erfahrung, dass er vom Bauern frisches Heu und Futter bekommt. Deswegen geht er davon aus, dass das auch so bleibt. Eines Tages kommt der Bauer aber in den Stall und dreht dem Truthahn den Hals um.

Wie dem Truthahn erging es uns letztlich auch mit Covid-19. Sogar die zuständigen Seuchenschützer, allen voran Lothar Wieler, konnten sich offenbar keine Vorstellung davon machen, dass eine Epidemie solchen Ausmaßes uns tatsächlich ereilen könnte. Die Geschichte zeigt zwar, dass Ereignisse dieser Art möglich sind. Aber die Vorstellungskraft ist doch durch den eigenen Erfahrungshorizont limitiert.

Experten-Argumente

Man möchte annehmen, dass sich Fehlurteile vermeiden lassen, wenn Laien – und dazu zählen naturgemäß auch die meisten politischen Entscheidungsträger – sich auf den Rat von Experten stützen. Tatsächlich ist eine solche »kognitive Arbeitsteilung« Teil einer vernünftigen Urteilspraxis.

Wir sehen uns jedoch besonders mit zwei Problemen konfrontiert, wenn wir als Laien die Aussagen von Experten für die eigene Urteilsbildung nutzen wollen:

1. Es ist alles andere als trivial, sich von den Urteilen der Experten leiten zu lassen.
2. Experten unterliegen, wie wir bereits angedeutet haben, nicht selten den gleichen Denkfehlern wie Laien und sind sich dessen häufig ebenso wenig bewusst.

Das erste Problem wird klar, wenn wir uns den kognitiven Prozess vergegenwärtigen, der im Rahmen eines Experten-Arguments abläuft. Hier wird von einer Prämisse (also einer Voraussetzung) auf eine Konklusion (also einen Schlusssatz) übergegangen. Holzschnittartig könnte man das Argument folgendermaßen darstellen:

(P1) Experte *E* behauptet *p*.
(P2) Wenn ein Experte etwas behauptet, dann ist es wahrscheinlich wahr.

(K) *p* ist wahrscheinlich wahr.

Betrachten wir dieses Argument (also alle Prämissen zusammen mit ihrer Konklusion) kritisch, fallen uns sofort Probleme ins Auge. Das Argument ist zwar formal völlig korrekt. Doch ist (wie bei jedem Argument) auch zu prüfen, ob die Prämissen auch tatsächlich zutreffen. Die erste Prämisse könnte aus mindestens zwei Gründen falsch sein:

Erstens ist es möglich, dass Experte *E* Aussage *p* gar nicht getroffen hat. Dieser Punkt mag banal erscheinen, er ist es aber nicht. Für Laien ist es häufig schwierig zu verstehen, was ein Experte wirklich behauptet hat. Wenn zwei unterschiedliche Aussagen *p* und *q* aus Sicht eines Laien einander ähneln, jedoch tatsächlich ganz unterschiedliche Inhalte haben, kann der Laie irrtümlich annehmen, Experte *E* habe *p* gesagt, obwohl er eigentlich *q* gesagt hat. Dabei muss gar kein böser Wille im Spiel sein. Laien besitzen schlicht nicht das spezialisierte Arsenal an Begriffen, das Expertinnen und Experten verwenden, und verstehen deswegen bestimmte Ausagen mehr oder weniger zwangsläufig falsch. Außerdem haben Medien, die Aussagen von Expertinnen und Experten in die Öffentlichkeit tragen, häufig die Tendenz, Aussagen zuzuspitzen, zu überzeichnen oder extrem vereinfacht wiederzugeben. Auch im Covid-19-Kontext besteht dieses Problem natürlich.

Zweitens ist es möglich, dass *E* gar kein Experte oder kein Experte in dem Fachbereich ist, zu dem Aussage *p* gehört.

Doch auch das ist für Laien häufig schwer zu erkennen. Es kann uns als Laien schwerfallen, Experten von Nicht-Experten zu unterscheiden. Das hat verschiedene Ursachen:

Als Laien haben wir zum Beispiel oft ein nur oberflächliches, manchmal naives Verständnis davon, für welche Probleme eine Disziplin überhaupt zuständig ist. Man könnte etwa meinen, dass Expertinnen und Experten aus der Virologie und Epidemiologie uns am besten darüber informieren können, ob eine Schulschließung sinnvoll ist, um der Ausbreitung einer Epidemie entgegenzuwirken. Bei genauerer Betrachtung fällt jedoch auf, dass ihre Expertise in Bezug auf eine solche Entscheidung gar nicht ausreicht. Virologen und Epidemiologen fällen nämlich über viele Aspekte, die für die Beantwortung dieser Frage relevant sind, gar kein Urteil. Sie urteilen zum Beispiel nicht über die psychischen, sozialen und wirtschaftlichen Konsequenzen einer solchen Entscheidung. Im Rahmen einer umfassenden, verantwortungsbewussten Entscheidungsfindung müssen diese jedoch einbezogen werden.

Die zweite Prämisse des Experten-Arguments ist ebenfalls problematisch. Wenn eine Expertin oder ein Experte in ihrem Fachbereich eine Behauptung aufstellt, dann bedeutet dies nicht unbedingt, dass diese Behauptung auch wahrscheinlich wahr ist. Der Grund liegt eigentlich auf der Hand: Auch Experten sind sich häufig in entscheidenden Punkten uneinig. Wenn wir uns als Laien auf Experten-Argumente stützen, dann müssen wir sicherstellen, dass es sich bei der Experten-Aussage *p* um möglichst gesichertes Wissen handelt, über das in der Experten-Gemeinschaft nicht mehr gestritten wird, dass es sich also nicht um eine unbestätigte Hypothese oder gar eine locker dahingesagte Privatmeinung handelt. In bestimmten Fällen stellt die Tatsache, dass ein Experte *p* äußert, einen sehr guten Grund dafür dar, *p* mit hoher Wahrscheinlichkeit für wahr zu halten – insbesondere dann, wenn unter Expertinnen und Experten über diese Tatsache tatsächlich ein Konsens besteht. Falls jedoch Uneinigkeit herrscht, müssen wir die Äußerungen einzelner Experten vorsichtig zur Kenntnis nehmen und die gesamte Expertengemeinschaft konsultieren, um eine verantwortungsvolle Abwägung treffen zu können (vgl. Kapitel II,3).

Beispiele aus der politischen Debatte zu Covid-19 verdeutlichen, dass das Bewusstsein für die Notwendigkeit, einen breiten Expertenkreis zu konsultieren, zumindest bei manchen Entscheidungsträgern nicht hinreichend ausgeprägt ist. Dies illustrierte etwa eine Ausgabe der Talkshow Anne Will vom 15. März 2020, in der unter anderem der Virologe Alexander Kekulé und der Ministerpräsident Nordrhein-Westfalens Armin Laschet zu Gast waren. Kekulé, der zuerst das Wort hatte, kritisierte Bund und Länder dafür, im Kampf gegen das neue Coronavirus viel Zeit verloren und insbesondere die Maßnahme der Schulschließung nicht rechtzeitig ergriffen zu haben. Laschet rechtfertigte dies mit dem Hinweis darauf, dass die Experten des RKI und der Berliner Charité Schulschließungen nicht empfohlen hätten. Moderatorin Anne Will merkte an: »Herr Kekulé hat's gesagt.« Laschet entgegnete darauf: »Er saß ja nicht dabei.«

Wenn sich Experten uneins sind, dann kann es sich lohnen, auf einen bestimmten Aspekt zu achten, nämlich auf den Track-Record, den ein Experte oder eine Expertin aufweist. Wenn bekannt ist, dass er oder sie mit Urteilen und Lageeinschätzungen in der Vergangenheit häufiger richtig lag als andere Personen mit vergleichbarer Expertise, dann spricht das dafür, seinem bzw. ihrem Urteil ein höheres Gewicht zu geben.

Wir können also festhalten, dass Experten-Argumente nicht unproblematisch sind und uns in die Irre führen können. Wollen wir uns epistemisch auf die Aussage eines Experten oder einer Expertin stützen, müssen wir sicherstellen, dass die Person die entsprechende Aussage tatsächlich getätigt hat; klären, ob sie überhaupt einen Expertenstatus für das jeweilige Feld besitzt; und prüfen, ob in der Expertengemeinschaft ein hinreichender Konsens über die jeweilige Frage besteht.

Das zweite, bereits angesprochene Problem von Experten-Argumenten besteht darin, dass auch Experten häufig systematische Denkfehler begehen. Eine Ursache dafür ist die vielbeschworene *déformation professionnelle* – also die Neigung, zur Lösung von Problemen nur Methoden aus dem eigenen Fachbereich heranzuziehen. Diese Tendenz führt zu einer Verengung der Perspektive und zur Ausblendung relevanter Gesichtspunkte, das heißt zu voreilig-einseitigen Schlüssen.

Ein Beispiel, das eine *déformation professionnelle* im Hinblick auf Covid-19 illustriert, bietet ein Diskussionsbeitrag des Juristen und Verhaltensökonomen Cass Sunstein, der unter anderem für sein Buch *Nudge* (2008) bekannt wurde. Er spielte in einem Artikel, der am 28. Februar 2020 erschien, die Bedrohung durch Covid-19 herunter und diagnostizierte bei all jenen, die sich vernünftig sorgten, *probability neglect*, also die Vernachlässigung von Informationen über die Wahrscheinlichkeit von Ereignissen. Sunstein schien aufgrund seiner langjährigen Arbeit über die kognitiven Fehlleistungen von Menschen wie selbstverständlich davon auszugehen, dass wir es hier mit einem Fall von irrationaler Panik zu tun haben. Dieses Problem, das ihm aus seiner Forschung gut bekannt war, drängte sich ihm als Erklärungsmuster auf und schien ihm für die vorliegende Situation offenbar passgenau zu sein. Dabei übersah er leider, dass es sich bei Covid-19 – mit einiger Wahrscheinlichkeit – tatsächlich um eine reale Gefahr handelte.

Der Catch-22 der Prävention

Joseph Hellers Roman *Catch-22* (1961) erzählt von John Yossarian, einem Army Captain, der auf der italienischen Insel Pianosa stationiert ist. Der Zweite Weltkrieg tobt, und Yossarian versucht, irgendwie seiner lebensbedrohlichen Situation zu entkommen. Er beschließt, sich für verrückt erklären zu lassen. Denn wer verrückt ist, ist dienstunfähig und darf zurück nach Hause. Doch eine absurde Konstellation von Regeln – der Catch-22 – macht Yossarians Plan logisch unmöglich. Das Problem besteht darin, dass nur als verrückt eingestuft werden kann, wer ein Attest vorlegt. Wer sich jedoch um ein Attest bemüht, stellt damit gleichzeitig unter Beweis, dass er versucht, sein eigenes Überleben zu sichern und also rational handelt bzw. nicht verrückt ist. Folglich kann niemand als verrückt eingestuft und vom Dienst befreit werden.

Mit dem Versuch, Schadensszenarien vorzubeugen und abzuwenden, ist ebenfalls ein Catch-22 verbunden: Typischerweise bekommt man für Präventionsarbeit weder Lob noch Dank. Denn wenn ein Schaden eintritt, war die Prävention offenbar schlecht oder nicht wirksam genug. Passiert dagegen nichts, dann hätte man sich die Mühe sparen können, weil am Ende ja nichts passiert ist. Präventionsarbeit erscheint also immer entweder schlecht oder überflüssig.

Dieses Problem begegnet uns in vielen Bereichen. Impfgegner etwa, die sich der gesellschaftlichen Praxis der Herdenimmunisierung durch Impfung widersetzen, können nur deswegen ihr Unwesen treiben, weil der Nutzen des Impfens letztlich unsichtbar bleiben muss – zumindest solange ein (noch) hinreichender Herdenschutz die Gesellschaft vor der Rückkehr von Erkrankungen wie Masern, Pocken und Polio bewahrt, denen durch Impfung vorgebeugt werden kann. Im Falle der vorbeugenden Bekämpfung von Terrorismus verhält es sich ganz ähnlich: Solange sie funktioniert und Anschläge nicht stattfinden, kann man nicht nachvollziehen, warum man für die Terrorabwehr Steuergelder bezahlt, Wartezeit bei Sicherheitskontrollen in Kauf nimmt oder sich gewisse Grundrechte einschränken lässt.

Nicht nur Laien fallen auf die Denkfehler herein, auf denen der Catch-22 der Prävention beruht. Die britische Royal Statistical Society (RSS) etwa, die sich als Speerspitze der Aufklärung in Sachen Statistik und Datenanalyse versteht, prämierte im Jahr 2017 einen Tweet der amerikanischen Medienpersönlichkeit Kim Kardashian, der genau diesen Denkfehler enthält. Kardashian wies darauf hin, dass in den Vereinigten Staaten jährlich mehr Menschen von ihrem Rasenmäher als von islamistischen Terroristen getötet werden – ein Vergleich von Äpfeln mit Birnen, weil die Zahl der Terroropfer ohne Präventionsmaßnahmen natürlich viel höher liegen würde. Die RSS hielt diesen Vergleich offensichtlich trotzdem für derart erhellend, dass sie ihn als »Statistik des Jahres 2017« feierte.

Es ist davon auszugehen, dass der Catch-22 der Prävention auch in Sachen Covid-19 Schaden angerichtet hat. Wenn länger kein Schadensereignis mehr aufgetreten ist, wird man unvorsichtig. Die Vereinigten Staaten liefern uns dafür ein Beispiel: Präsident Barack Obama hatte dort unter dem Eindruck der westafrikanischen Ebola-Epidemie 2014 ein Büro für Globale Gesundheitsrisiken geschaffen. Dieses Büro wurde im Jahr 2018 vom Sicherheitsberater der Trump-Administration John Bolton wieder aufgelöst. Es steht zu vermuten, dass die Kontrolle des Covid-19-Ausbruchs in den Vereinigten Staaten auch deswegen so desolat war, weil Trump die besten Fachkräfte zuvor auf die Straße gesetzt hatte.

3 Auf welche Experten sollten wir uns stützen?

Als Laien haben wir oft keine Wahl, als uns für den eigenen Erkenntnisgewinn von den Urteilen einer Expertengemeinschaft leiten zu lassen. Wir haben im Kapitel II,2 erläutert, warum dies keine triviale Angelegenheit ist. Ziehen wir aus den verfügbaren Expertenmeinungen aber die richtigen Schlüsse, haben wir uns einen höchst effizienten, lukrativen Erkenntnisweg erschlossen. Wir gelangen dann zu evidenzbasierten Urteilen, ohne eine jahrelange Ausbildung zum Fachexperten durchlaufen zu haben.

Allgemein ergibt eine kognitive Arbeitsteilung Sinn. Dies gilt gerade unter den Echtzeit-Bedingungen, wie sie während und vor einer Katastrophe oft vorherrschen. Auch innerhalb von Laien- bzw. Expertengruppen können wir uns die gedankliche Arbeit aufteilen und die jeweils gewonnenen Informationen austauschen. Dazu ist es erforderlich, dass wir uns aufeinander verlassen können, und zwar in doppeltem Sinne: Einerseits muss die gewonnene Information zuverlässig sein, und andererseits müssen wir darauf vertrauen können, nicht getäuscht zu werden. Mit solchen Erkenntnisphänomenen befasst sich die Sozialepistemologie: Sie untersucht, wie Erkenntnisse in sozialen Kontexten erzeugt werden können und sollten.

Verlassen wir uns auf Expertinnen und Experten, die ihre eigene Meinung selbst regelmäßig ändern oder untereinander uneinig sind, gehen wir ein besonders großes Wagnis ein. Mit den Risikoaspekten von sozialen Erkenntnisprozessen setzt sich die Risiko(sozial)epistemologie auseinander. Ihr wenden wir uns hier im Anschluss an die erwähnten Probleme zu, mit denen Experten-Argumente behaftet sind. Insoweit wir an Experten-Argumenten interessiert sind, weil wir wichtige Entscheidungen auf Expertenurteile stützen wollen bzw. müssen, kommen wir am Hedging-Prinzip, das wir in Kapitel I,1 erläutert haben, nicht vorbei. Dieses Prinzip erweist sich für die Entscheidungstheorie und die Risikoethik – gerade im Fall einer (drohenden) Katastrophe – als zentral.

Das Problem der wechselhaften Experten

Der Epistemologe Thomas Grundmann hat im Zusammenhang mit der Corona-Krise gefragt: »Was folgt, wenn man sich klarmacht, wie rasant sich das herrschende Mehrheitsurteil zur Corona-Infektion unter den medizinischen Experten ändert [...]«, wenn die Experten über die Zeit hinweg also nicht mit einer Stimme sprechen? Zum Zeitpunkt t_1 vertreten sie Meinungen, die sie zu einem späteren Zeitpunkt t_2 aufgeben, was sich zum Zeitpunkt t_3 wiederholen kann. Ist es vor dem Hintergrund eines solchen Track-Records vernünftig, sich bei t_3 auf die bestehenden Expertenmeinungen zu stützen? Müssten wir nicht vielmehr davon ausgehen, dass sich die Expertenmeinungen zum Zeitpunkt t_4 erneut ändern?

Grundmann fragt, ob die Meinungswechsel der Corona-Experten gegen ihre Glaubwürdigkeit sprechen und antwortet:

> Ganz und gar nicht. Zunächst ist zu berücksichtigen, dass sich die Infektionslage selbst rasant ändert. Was also eben noch unangemessen war, ist jetzt schon dringend geboten. Entsprechend muss sich auch das Urteil der Experten ändern, damit es situationsangemessen bleibt. Außerdem befinden sich die Experten zurzeit in einer besonders misslichen Erkenntnislage: Sie wissen einfach sehr vieles nicht und lernen durch die stark angekurbelte Forschung schnell hinzu. [...] Und da die Experten beständig neue und mehr Daten bekommen, ist es nur vernünftig, das Urteil diesen neuen Daten beständig anzupassen.

In der Tat sind wissenschaftliche Expertinnen und Experten in der Corona-Krise dazu gezwungen, Wissenschaft in Echtzeit zu betreiben, und dies führt zwangsläufig zu den von Grundmann erläuterten Erkenntnisprozessen.

Allerdings gibt es Meinungswechsel ganz unterschiedlicher Art. Manche stellen den Expertenstatus der entsprechenden Person (mehr oder weniger) in Frage, während andere dies nicht tun, weil sie nur auf eine neue Datenlage reagieren, die zuvor so nicht bestand. Wenn man als Experte die Meinung aber schon zu einem früheren Zeitpunkt hätte ändern müssen, verliert man durch den Meinungswechsel an Glaubwürdigkeit. Der Meinungsumschwung bleibt freilich insofern als positiv zu verbuchen, als der Verlust an Glaubwürdigkeit noch größer wäre, wenn die Meinung gar nicht geändert würde.

Die Virologen Christian Drosten und Alexander Kekulé beispielsweise haben ihre Meinungen auch in Bezug auf so grundlegende Punkte geändert, dass man bezweifeln könnte, ob sie in allen epidemiologisch relevanten Hinsichten Expertenstatus besitzen. Drosten beispielsweise berichtete in einem Podcast-Gespräch davon, dass er seine Meinung zu Schulschließungen geändert habe – von contra zu pro –, weil ihn eine Kollegin auf eine Studie zu Schulschließungen während der Spanischen Grippe aufmerksam gemacht hatte. Natürlich fällt die erwähnte Studie nicht zentral in das Arbeitsgebiet eines Virologen. Doch kennt er entsprechende Studien nicht oder nur unvollständig, kann er im Bereich Pandemieprävention und -strategie – mit dem die Virologie nicht zusammenfällt – nicht mehr als Experte gelten, der über alle Zweifel erhaben ist. Außerdem legt die Kehrtwendung nahe, dass er sich hinsichtlich der Reichweite seiner Expertise getäuscht haben könnte. Das ist ebenfalls problematisch. Wie wir in Kapitel II,2 erläutert haben, können wir nämlich als Laien oft schlecht einschätzen, wofür ein Experte zuständig ist und wofür nicht. Häufig verlassen wir uns darauf, dass Expertinnen und Experten sich nur zu Fragen äußern, die sie auch wirklich beurteilen können, und dass sie sich im Klaren darüber sind, welche Fragen (nicht) dazugehören. Deswegen können sie leicht für Fehlinformation sorgen, wenn sie Fragen beantworten, die außerhalb ihrer Expertise liegen.

Ein ähnlicher Befund ergibt sich in der Frage nach dem Tragen von Masken: Gegen den Konsens insbesondere der ostasiatischen Experten hatte sich Drosten in diesem Punkt lange skeptisch gezeigt. Dabei verwies er sogar auf Studien, die seiner Einschätzung zu widersprechen schienen. Entweder handelte es sich hier um eine erstaunliche Fehleinschätzung, oder Drosten hielt es für politisch klug, angesichts der Maskenknappheit in den Krankenhäusern – und auf dem Weltmarkt – die Bevölkerung zunächst nicht korrekt über die Effektivität des Maskentragens aufzuklären. Beides wäre bedenklich.

Kekulé lag in Bezug auf Schulschließungen und Maskentragen richtig, äußerte sich aber lange skeptisch bezüglich der Verwendung von Handy-Apps zur Bekämpfung der Pandemie. Damit hatte er die Ergebnisse der besten verfügbaren wissenschaftlichen Veröffentlichungen und den Konsens insbesondere der ostasiatischen Experten gegen sich. Auch diese Verzerrung der Tatsachen könnte politisch motiviert gewesen sein – Kekulé ist eine »westliche Antwort« auf die Pandemie ein großes Anliegen, die etwa Datenschutzrechte möglichst umfassend respektiert. Diese Haltung ist normativ zwar höchst sympathisch, sollte die empirische Einschätzung der Effektivität von Handy-Apps aber nicht beeinflussen. Jede einzelne Fehleinschätzung dieser Art ist potentiell hochgefährlich: Falls sich herausstellt, dass Handy-Apps zur Bekämpfung der Pandemie essentiell sind – und danach sieht es gegenwärtig aus –, könnte sich eine Fehleinschätzung katastrophal auswirken.

Halten wir also fest: Die Tatsache, dass Expertinnen und Experten ihre Einschätzungen ändern, ist für sich genommen kein Grund, inhaltlich an der Glaubwürdigkeit ihrer Aussagen zu zweifeln. Zweifel sind jedoch angebracht, wenn ihre Sinneswandel andeuten, dass sie sich nicht strikt an der wissenschaftlichen Evidenz orientieren oder diese nicht vollständig zur Kenntnis genommen haben.

Das Problem der uneinigen Experten

Neben dem Meinungswechsel mancher Experten stellt uns auch Uneinigkeit zwischen Experten vor ein Problem. Die Sozialepistemologie diskutiert dies als Problem der »Zwei Experten«: Welchem von zwei Experten ist zu vertrauen, wenn sie einander widersprechen?

Wenn beide den Expertenstatus gleichermaßen beanspruchen können, gehen wir intuitiv davon aus, dass es 50 zu 50 steht, wer recht hat. Schließlich widerspricht hier *eine* Expertenmeinung *einer* anderen. Grundmann führt dazu aus:

> Für das Gewicht, das man einer Expertenposition gibt, spielt die Anzahl ihrer Anhänger eine entscheidende Rolle. Während Laien Urteile oft einfach übernehmen und deshalb breite Akzeptanz nicht unbedingt für Wahrheit spricht, haben Experten die Fähigkeit und aufgrund des wissenschaftlichen Wettbewerbs auch den Anreiz, selbstständig und kritisch nachzudenken. Dass eine Position dem Test der kritischen Überprüfung durch Kollegen standhält, spricht deshalb typischerweise für deren Wahrheit. Das bedeutet für die abweichenden Experten, dass sie zunächst von ihren Kollegen akzeptiert werden müssen, damit sie öffentlich als glaubwürdig gelten können.

In der Tat kann man auch formal beweisen, dass größere (Experten-)Gruppen statistisch zuverlässiger urteilen. Wenn für jeden Experten gilt, dass sein Urteil (auch nur minimal) zuverlässiger ist, als ein Zufallsurteil es wäre, so tendiert mit steigender Expertenzahl die Wahrscheinlichkeit gegen null, dass sich die Mehrheit der Experten irrt. Dieser Kerngedanke geht auf den Marquis de Condorcet zurück, der 1785 ein entsprechendes »Jury-Theorem« vorlegte und die Französische Revolution als Philosoph und angewandter Mathematiker mitprägte. Insoweit die Mitglieder einer gerichtlichen Jury oder die Bürger einer Demokratie voneinander unabhängig und jeweils besser als der Zufall urteilen, liefert das Theorem eine übertragbare Begründung für die »Weisheit der Vielen«.

Was die »kritische Überprüfung durch Kollegen« betrifft, die Grundmann erwähnt, stehen wir vor einem Problem, sollte die Expertengemeinschaft in einer Frage tief gespalten sein. Beschränkt sich die Uneinigkeit auf einige wenige Abweichler, ist eine »Fehlertheorie« oft in Griffnähe: Bei den Abweichlern handelt es sich nicht selten um Personen, die offensichtlich voreingenommen sind. Doch wenn es in der Expertengemeinschaft etwa 50 zu 50 oder 66 zu 33 steht, müssen zumeist beide Seiten ernst genommen werden.

Wir haben oben die Bemerkung des nordrhein-westfälischen Ministerpräsidenten Armin Laschet zitiert, entsprechend der Herr Kekulé »nicht dabeisaß«, als die Experten konsultiert wurden. Wäre er dabei gewesen, hätte allerdings gegolten, was Kekulé an anderer Stelle bemerkte: Drosten und Wieler waren zunächst gegen Schulschließungen und andere frühe Maßnahmen, Kekulé war dafür und warnte eindringlich vor der Unterlassung derselben. Und so stand es dann quasi zwei zu eins gegen Kekulé. Grundmann scheint für Situationen dieser Art zu empfehlen, die Mehrheitsmeinung der Experten zur Entscheidungsgrundlage zu machen. Trotz der Meinungsumschwünge bleibe »das jeweils aktuelle Expertenurteil die bestmögliche Entscheidungsgrundlage«, und die Vernunft gebiete es, »der herrschenden Meinung zu folgen«.

Wäre unsere praktische Entscheidungssituation so geartet, dass wir etwa einen Geldbetrag gewinnen könnten, wenn wir korrekt angeben, ob Drosten und Wieler oder Kekulé recht hat, dann sollten wir auf Drosten und Wieler setzen: Sie sind in der Mehrzahl. Doch ist unsere Entscheidungssituation ganz anders geartet, so dass das Hedging-Prinzip Anwendung findet.

Epistemische Risikoabsicherung

Wenn wir in Bezug auf die Schließung von Schulen Drosten und Wieler folgen und sie sich irren, dann verlieren wir über das epidemische Ausbruchsgeschehen womöglich irreversibel die Kontrolle. Von dieser Entscheidung könnten massive Schadensfolgen ausgehen. Orientieren wir uns hingegen an Kekulé, besteht der Schaden – wenn er sich irrt – höchstens darin, dass wir die Schulen während eines tolerablen Zeitraums unnötig geschlossen haben. Das Hedging-Prinzip gebietet es daher, hier der Minderheit der Experten zu folgen und nicht der Mehrheit. Diese zunächst paradox erscheinende Schlussfolgerung ist für den Katastrophenkontext charakteristisch.

Interessanterweise gilt in entsprechenden Entscheidungssituationen auch für die Mehrheit der Experten selbst – hier Drosten und Wieler –, dass sie zur Risikoabsicherung der pessimistischen Minderheit folgen sollten. Auch Experten, die sich in der Mehrheit wiederfinden, müssen sich nämlich fragen: Was wäre, wenn wir falsch liegen sollten? Was, wenn der Kollege Kekulé in diesem Punkt doch recht behalten wird, obwohl wir dies aktuell nicht glauben? Schätzt man den Kollegen Kekulé nämlich in seiner Eigenschaft als Experten, kann man ihn nicht als voreingenommenen Abweichler abtun, sondern muss die Möglichkeit ernst nehmen, dass er richtig liegt. Da der Vorrang der Praxis gilt, ergeben sich risikoepistemologische bzw. -ethische Konsequenzen.

Wie es aufgrund der asymmetrischen Schadenspotentiale fahrlässig sein kann, der Expertenmehrheit statt einer Minderheit zu folgen, so ist es natürlich auch fahrlässig, die Expertengemeinschaft gar nicht vollständig zu konsultieren. Das ist etwa dann der Fall, wenn Herr Kekulé bei Regierungsberatungen gar nicht »dabeisitzt«. Aber es ist auch dann der Fall, wenn eine ganze Gesellschaft sich in Sicherheit wiegt, weil die eigenen institutionellen Topexperten (insbesondere das RKI) nach dem Corona-Ausbruch in Wuhan geschlossen beschwichtigen. Wenn man – was zunächst ganz vernünftig ist – diesen Experten zu vertrauen geneigt ist, dann müsste man sich angesichts der Katastrophe, die drohen könnte, sogleich fragen: Was wäre, wenn wir falsch liegen? Dagegen kann man sich absichern, indem man die Expertengemeinschaft vollständig, also global, in den Blick nimmt. Man hätte dann festgestellt, dass insbesondere die ostasiatischen Expertengemeinschaften und die Strategien der ostasiatischen Regierungen den hiesigen Empfehlungen in vielen Punkten widersprechen.

Es ist dabei auf keinen Fall hilfreich, die teils harten Dissense herunterzuspielen, die zwischen Experten bestehen. Drosten etwa prangert regelmäßig an, die Medien würden Dispute zwischen wissenschaftlichen Experten künstlich heraufbeschwören, um ihre Klickzahlen zu maximieren. Das ist, soweit es zutrifft, in der Tat beklagenswert. Dasselbe gälte aber auch für eine Haltung, die der Glaubwürdigkeit der Wissenschaft etwas Gutes zu tun meint, indem sie den Dissens zwischen Experten herunterspielt und damit die epistemische Lage vernebelt. Es ist nun einmal Tatsache, dass Virologen regelmäßig auch Sätze gesagt haben wie den folgenden: »Was der Kollege da geäußert hat, das halte ich zum Teil für gefährlich.«

Die überragende epistemische Bedeutung der Wissenschaft ist durch Dissense zwischen Experten nicht gefährdet. Vielmehr liefert uns das Meinungsspektrum wissenschaftlicher Experten Informationen, die entscheidungstheoretisch unverzichtbar sind. Sind wir uns gerade im Kontext der (drohenden)

Katastrophe über die Relevanz eines Hedging-Prinzips hinreichend einig, so ist es möglich, trotz des wissenschaftlichen Dissenses einen praktischen Konsens zu erreichen. Für die Covid-19-Pandemie und andere Katastrophenrisiken bedeutet dies: Wir sollten alle hinreichend günstigen potentiell wirksamen Maßnahmen ergreifen, sobald eine signifikante Minderheit der globalen Expertengemeinschaft sie befürwortet. Die signifikante Minderheitsmeinung gewährleistet epistemisch die potentielle Wirksamkeit, die im Rahmen einer vernünftigen Risikoabsicherung bereits zum Handeln zwingt.

Aus dieser entscheidungstheoretischen Perspektive gesehen hätten alle Maßnahmen, die von den ostasiatischen Demokratien (insbesondere von Taiwan und Südkorea) umgesetzt wurden, ohne Verzug auch hier ergriffen werden sollen. Dazu gehörten die sofortige Einstellung des Reiseverkehrs aus China (dessen Angaben zum Schweregrad des Ausbruchs man in Taiwan und Südkorea nicht vertraute), die strikte Quarantäne aller Bewohner von Virenherden im Inland, diverse Verfahren zur Massentestung, eine Maskenpflicht im öffentlichen Raum und der systematische Einsatz von Handy-Apps. Auch politisch-institutionell hätte man von den Experten und Regierungen der ostasiatischen Demokratien lernen können. Die Abteilung für Gesundheitssicherheit im deutschen Gesundheitsministerium etwa wurde erst Ende Februar 2020 ad hoc geschaffen. Man würde sich wünschen, eine Abteilung dieser Art bereits seit vielen Jahren an der Arbeit zu wissen.

Unsere wissenschaftlichen Experten stehen hier disziplinenübergreifend in einer besonderen Pflicht: Wer, wenn nicht sie, sollte die Gesellschaft und die Politik eindringlich darauf hinweisen können, dass unsere Katastrophenprävention ungenügend ist? Dass trotz der »Pandemiepläne« nicht einmal für das medizinische Personal ein hinreichender Maskenvorrat angelegt war? Expertinnen und Experten sind in einer epistemisch hochprivilegierten Lage – die Gesellschaft ermöglicht ihnen, sich hauptberuflich der Vermehrung unserer Wissensvorräte zu widmen. Wissen aber ist Macht, und Macht ist Verantwortung.

Rationale Irrationalitäten

In den vorangehenden Abschnitten interessierten wir uns dafür, wie wir vom Standpunkt praktischer Rationalität aus mit Experteneinschätzungen umgehen können. Wir argumentierten dafür, dass es nicht ausreicht, einfach der Mehrzahl der Expertinnen und Experten zu folgen. Wir müssen auch darauf achten, ob und warum Experten ihre Einschätzungen ändern, und wir müssen immer berücksichtigen, was das Hedging-Prinzip fordert. So ergibt sich eine Schlussfolgerung, die auf den ersten Blick paradox wirkt, nämlich dass es rational sein kann, einer Minderheit von Experten zu folgen.

In diesem Abschnitt wollen wir noch einen Schritt weiter gehen und fragen, ob es auch rational sein kann, allen Experten gegenüber misstrauisch zu sein. Diese Ansicht wirkt nicht nur paradox, sondern schlicht absurd. Doch kann es Situationen geben, in denen sie durchaus einiges für sich hat.

Um das zu erkennen, müssen wir uns vor Augen führen, dass auch Expertinnen und Experten im Kontext von Anreizsystemen handeln. Grundmann betont dies, wenn er sagt, es bestehe aufgrund des wissenschaftlichen Wettbewerbs ein Anreiz, »selbstständig und kritisch nachzudenken«. Nun muss freilich beachtet werden, dass der wissenschaftliche Wettbewerb nicht die einzige Institution darstellt, von der eine Anreizwirkung ausgeht. Gesellschaft, Wirtschaft und Politik können ebenfalls Anreizeffekte schaffen, die sich auf die von Wissenschaftlerinnen und Wissenschaftlern eingenommenen Standpunkte auswirken.

In Kapitel II,2 haben wir bereits ein Phänomen betrachtet, das sich zur Illustration eignet, nämlich den Catch-22 der Prävention. Vorbeugende Maßnahmen können uns Laien überflüssig erscheinen, solange kein Schaden eintritt, weil dann der Nutzen der Prävention unsichtbar bleibt. Wenn dagegen ein Schaden eintritt, halten wir die Maßnahmen für ungenügend. Natürlich ist diese Sicht der Dinge irrational, denn eine wohl kalibrierte Risikoprävention, die weit mehr erwarteten Schaden vermeidet als sie Kosten verursacht, lohnt sich immer. Doch wenn viele Menschen auf den Catch-22 der Prävention hereinfallen, dann kann es für Politik, Behörden und nicht zuletzt die wissenschaftliche Experten-Gemeinschaft (zumindest partiell) rational sein, sich nicht für Präventionsmaßnahmen einzusetzen, obwohl diese angezeigt wären. In solchen Situationen haben wir es gewissermaßen mit rationaler Irrationalität zu tun, d. h. einer irrationalen sachlichen Haltung, die aber aufgrund rationaler Motive vertreten wird. Wenn entsprechende Anreizstrukturen wahrscheinlich bestehen, kann es in der Tat vernünftig sein, den Aussagen von Wissenschaftlerinnen und Wissenschaftlern skeptisch zu begegnen. Wir haben oben bereits gesehen, dass Situationen dieser Art vorkommen können. Christian Drostens zunächst ablehnende Haltung gegenüber dem Maskentragen könnte auf seine Sorge zurückzuführen sein, dass eine positivere Einschätzung womöglich zur Verknappung der Masken im medizinischen Bereich beigetragen hätte. Die negative Einschätzung des Nutzens der Masken allerdings war dem Vertrauen in wissenschaftliche Expertise – ein öffentliches epistemisches Gut – nicht zuträglich, und sie hat Präventionsfehler verdeckt, die politisch begangen wurden.

Da die Einschätzungen von Experten für eine moderne, kognitiv arbeitsteilige Gesellschaft essentiell sind – ganz besonders im Umgang mit Katastrophenrisiken –, brauchen wir Strategien, rationalen Irrationalitäten in einer Expertengemeinschaft entgegenzuwirken. Diese Aufgabe fällt in einen Bereich der Sozialepistemologie, den man als »Ordnungsepistemologie« bezeichnen kann. Er verhält sich analog zur Ordnungsethik in der wirtschaftsethischen Diskussion. Diese fragt, wie man gesellschaftliche Systeme wie die Wirtschaft so gestalten kann, dass sie ethisches Verhalten fördern bzw. anreizen. Die Ordnungsepistemologie fragt entsprechend, wie man ein epistemisches System wie die Wissenschaft so einrichten kann, dass sich Wissenschaftlerinnen und Wissenschaftler möglichst rationale Standpunkte aneignen und diese unverzerrt nach außen kommunizieren. Die Förderung von Denkfreiheit und die Bekämpfung von Sekundärinteressen bilden wichtige Elemente einer Antwort.

Die Ordnungsepistemologie sollte insbesondere Fragen stellen, die sich auf die institutionellen Bedingungen richten, unter denen wissenschaftliche Erkenntnisgewinnung und -kommunikation bestmöglich stattfinden kann. Dies ist vor allem im Kontext einer Wissenschaft in Echtzeit wichtig. Die aktuelle Krise zeigt, dass in Deutschland einige Versäumnisse zu beklagen sind. So hinken die Daten zur Covid-19-Epidemie in Deutschland, die das RKI als oberste Seuchenschutzbehörde herausgibt, den Daten der amerikanischen Johns-Hopkins-Universität hinterher, weil die Meldewege viel Zeit in Anspruch nehmen. Unsere Anfragen bei Gesundheitsbehörden, Ministerien und wissenschaftlichen Einrichtungen haben außerdem ergeben, dass bestimmte Daten (etwa zur Altersverteilung der hospitalisierten Patienten) gar nicht vorliegen und daher auch Wissenschaftlerinnen und Wissenschaftlern gar nicht zur Verfügung gestellt werden können. Wenn unsere Wissenschaft in Echtzeit risikoethisch verantwortlich arbeiten soll, ist institutionell dafür zu sorgen, dass hochwertige Informationen möglichst schnell und umfassend zur Verfügung stehen.

III Die Katastrophe ist da – was nun?

1 Was zählt in der Krise?

Am 8. März 2020 tötete SARS-CoV-2 den ersten Deutschen, während er sich auf einer Ägypten-Reise befand. Einen Tag später gab es die ersten bestätigten Todesfälle auf deutschem Boden. Tags darauf wurden Großveranstaltungen verboten, um die Ausbreitung der Epidemie zu verlangsamen. Im Laufe einer weiteren Woche schloss die Bundesrepublik ihre Grenzen zu den europäischen Nachbarn, das RKI stufte die Gefahren für die Bevölkerung als »hoch« ein, und man diskutierte bereits intensiv über die weiteren Schritte. Am 18. März 2020 wandte sich die Bundeskanzlerin in einer außerordentlichen Fernsehansprache an die Menschen. »Es ist ernst«, sagt sie. »Nehmen Sie es auch ernst.« Die Krise war in Deutschland angekommen, und in dieser Krise stecken wir, während wir diese Zeilen schreiben, bis auf weiteres noch immer.

Was ist jetzt zu tun? Was zählt in der Krise, wenn wichtige philosophische Fragen in Echtzeit entschieden werden müssen? Am wichtigsten ist es, nicht die Orientierung zu verlieren. Das bedeutet zunächst, dass man sich das Ausmaß der Katastrophe immer wieder neu vergegenwärtigt – in Zahlen.

Zahlen zählen – aber welche?

SARS-CoV-2 befällt Menschen. Viele macht es krank, einige bringt es um. Hinter jedem Einzelfall steht eine Geschichte, ein Schicksal, Trauer und Verlust. Und doch müssen wir von der Tragik des Einzelfalls abstrahieren, um die Katastrophe nicht nur in ihrer Qualität, sondern auch ihrer Quantität zu erfassen.

Die grundlegendste Kenngröße, bei der viele kognitive Fäden zusammenlaufen, stellt die Gesamtzahl der Infektionen dar. Sie hängt mit vielen anderen wichtigen Zahlen zusammen, z. B. mit der Letalität des Virus (also dem Verhältnis zwischen infektionsbedingten Todesfällen und Infektionen) und der Durchseuchung der Bevölkerung (also der Gesamtzahl der Infektionen im Verhältnis zur Bevölkerungszahl).

Das zentrale Problem, mit dem wir uns gegenwärtig konfrontiert sehen, liegt darin, dass wir die tatsächliche Gesamtzahl der Infektionen weder genau kennen noch zuverlässig schätzen können. Wir kennen lediglich die Gesamtzahl der bestätigten Infektionen, die wir über verschiedene Quellen erhalten (etwa die Fallzahlstatistiken des RKI oder die Corona-Datenbank der Johns-Hopkins- Universität). Zwischen der gemessenen Zahl und der echten Zahl liegt eine Dunkelziffer.[9]

Da wir die echte Zahl der Infektionen nicht kennen, kennen wir die Letalität ebenfalls nicht. Mit anderen Worten: Wir wissen nicht, wie tödlich das Virus ist, wir können dies nur erahnen, indem wir Annahmen über die mögliche Dunkelziffer treffen.

Legt man beispielsweise die deutschen Zahlen zugrunde, sieht die Rechnung folgendermaßen aus. Es gibt 99 225 bestätigte Infektionen, und von den Infizierten sind 1607 Personen gestorben (Stand: 7. April 2020). Wenn man eine Dunkelziffer von 0 annimmt, dann ergibt sich rechnerisch eine Letalität von 1,62 %. Unterstellt man dagegen, dass die Zahl der Infektionen in Wirklichkeit doppelt so hoch liegt, dann schätzen wir die Letalität auf 0,81 %. Gibt es tatsächlich zehnmal so viele Infizierte, dann sinkt der Wert auf 0,16 %.

Die Schätzung der Durchseuchung (also der Verbreitung einer Infektionskrankheit in der Bevölkerung) hängt ebenfalls von der angenommenen Dunkelziffer ab. Die Durchseuchung stellt eine wichtige Kennzahl dar, weil Epidemien ab einem bestimmten Durchseuchungsgrad zum Erliegen kommen. Das ist, wie wir in Kapitel II,1 erläutert haben, dann der Fall, wenn sich durch diejenigen, die sich bereits infiziert haben und immun geworden sind, ein Herdenschutz aufgebaut hat.

Wie hoch der Durchseuchungsgrad sein muss, um hinreichenden Herdenschutz gewährleisten zu können, hängt von der Basisreproduktionszahl R_0 ab, also der Anzahl von Personen, die ein Infizierter im Durchschnitt ansteckt, wenn noch niemand in der Bevölkerung immun ist. Der Anteil beträgt, wie wir bereits wissen, $1 - 1/R_0$. Bei einem R_0-Wert von 3 müssten sich beispielsweise 2 von 3 Personen in Deutschland (also 66 %) mit dem Virus infizieren, um eine Durchseuchung zu erreichen, die Herdenimmunität gewährleistet.

Die Durchseuchung wird sich in naher Zukunft genau beziffern lassen. Dazu ist eine serologische Studie nötig: Im Rahmen einer solchen Studie überprüft man eine bevölkerungsrepräsentative Gruppe von Menschen, um zu erfahren, wie viele Personen bereits Antikörper gegen SARS-CoV-2 entwickelt haben. Diese Personen waren bereits infiziert und sind voraussichtlich zumindest für eine bestimmte Zeit gegen das Virus immun. Wenn man in einer repräsentativen Stichprobe die Zahl dieser Personen kennt, dann lässt sich daraus die Durchseuchung der Gesamtbevölkerung statistisch erschließen. Momentan liegen solche serologische Studien jedoch noch nicht vor. (Das RKI hat bereits drei Studien dieser Art initiiert, deren Ergebnisse jedoch erst im Mai vorliegen werden; der Virologe Hendrik Streeck von der Universität Bonn hat gerade mit Kolleginnen und Kollegen eine Studie im von Covid-19 stark betroffenen nordrhein-westfälischen Ort Gangelt / Landkreis Heinsberg durchgeführt: Über die Ergebnisse wird in der Expertengemeinschaft gestritten, und sie sind als solche auch nicht auf andere Gebiete Deutschlands übertragbar.)

Welche Zahlen zählen nun? Die Letalität ist offensichtlich wichtig, die Durchseuchung ebenfalls. Doch beide Zahlen müssen weiter ausdifferenziert werden. Denn obwohl wir noch nicht wissen, wie hoch die Letalität von SARS-CoV-2 genau ist, gibt es doch klare Anzeichen dafür, dass das Virus für unterschiedliche Bevölkerungsgruppen unterschiedlich tödlich ist. Die Letalität nimmt offenbar zu, je älter eine Person ist. Vorerkrankungen (etwa Diabetes, Bluthochdruck, Lungeninsuffizienz oder Krebs) erhöhen die Letalität des Virus ebenfalls. Männer scheinen deutlich gefährdeter zu sein als Frauen. Entsprechend sollte die Letalität mit Blick auf diese Aspekte qualifiziert werden.

Dass SARS-CoV-2 für unterschiedliche Gruppen unterschiedlich letal ist, hat zur Folge, dass die zu erwartende Anzahl Todesopfer durch eine Covid-19-Epidemie nicht einfach zu berechnen ist. Es genügt nicht, Letalität, Durchseuchung und Bevölkerungszahl miteinander zu multiplizieren. Wenn nämlich die Durchseuchung in den Risikogruppen geringer ist – was sich durch gesellschaftlich-politische Maßnahmen womöglich erreichen ließe –, dann würde die Anzahl der Todesopfer deutlich sinken.

Die Letalität von SARS-CoV-2 muss also noch weiter differenziert werden. Das wissen wir bereits aus den Zahlen, die im Epizentrum des Ausbruchs erhoben wurden. In Wuhan stieg die Zahl der infektionsbedingten Todesfälle (und damit auch die gemessene Letalität des Virus) in dem Moment sprunghaft an, als das intensivmedizinische System der Stadt überfordert wurde, als es also schlicht nicht mehr genügend Betten und Beatmungsplätze für alle Covid-19-Patienten gab. Dasselbe gilt für Italien und Spanien, deren Gesundheitssystem von einem »Tsunami« an Erkrankten überrollt wurde.

Vor diesem Hintergrund sollte man zwei Letalitäten voneinander unterscheiden, nämlich eine Letalität$_{GS < 100\,\%}$, bei der das

Gesundheitssystem noch nicht voll ausgelastet ist, von einer Letalität$_{GS>100\,\%}$, bei der das System überlastet ist und bestimmte Patienten im Rahmen eines Triage-Verfahrens von der Behandlung ausgeschlossen werden müssen.

In diesem Zusammenhang rückt eine weitere Zahl ins Zentrum der Betrachtung, nämlich die Hospitalisierungsrate: Die intensive Hospitalisierungsrate bezeichnet den Anteil derjenigen Infizierten, die einen Aufenthalt auf einer Intensivstation benötigen, weil sie akut vom Tod bedroht sind. Sie wirkt sich darauf aus, welche der beiden Letalitäten letztlich maßgeblich ist, die Letalität$_{GS>100\,\%}$ oder die Letalität$_{GS<100\,\%}$. Unterstellt man etwa, dass die Letalität$_{GS<100\,\%}$ 1 % und die intensive Hospitalisierungsrate 2 % beträgt, dann bedeutet dies, dass jeder zweite schwer Erkrankte, der einen Aufenthalt auf der Intensivstation benötigt, diesen Aufenthalt auch überlebt. Sobald die Kapazitäten erschöpft sind, versterben approximativ jedoch alle intensivpflichtigen Patienten (und nicht: jeder zweite). Die Letalität$_{GS>100\,\%}$, die ab diesem Punkt maßgeblich ist, liegt auf der Höhe der intensiven Hospitalisierungsrate, und es sterben doppelt so viele Patienten wie zuvor. Dieser Effekt trat in Italien ein und erklärt zumindest zum Teil die hohen Todeszahlen, die das Land aufgrund der Covid-19-Epidemie zu beklagen hat.

Neben der Letalität des Virus ist schließlich noch ein weiterer, schwer zu beziffernder Wert zu beachten, nämlich die Anzahl der Personen, die bei einer Überlastung des Gesundheitssystems versterben, jedoch nicht an Covid-19. Diese Zahl ist in der Letalität von SARS-CoV-2, die nur die direkten Todesopfer des Virus zählt, noch nicht erfasst. Es ist jedoch wichtig, auch die indirekten Todesopfer im Blick zu behalten. Wenn eine Intensivstation aufgrund einer hohen Anzahl von Covid-19-Patienten überlastet ist, kann auch ein Patient mit einem Herzinfarkt unter Umständen nicht mehr behandelt werden und stirbt einen andernfalls vermeidbaren Tod.

Leben retten – wie und wann?

Sobald man in der Krise eine hinreichende Orientierung gewonnen hat, gilt es, die wichtigsten Güter zu schützen. Allem voran: menschliches Leben. Nach der Ansprache der Bundeskanzlerin wurden in Deutschland drastische Maßnahmen verhängt, die genau das zum Zweck hatten: Sie sollten Leben schützen. Dazu musste die Ausbreitung des Virus verlangsamt werden. Großveranstaltungen wurden nicht mehr genehmigt, Geschäfte geschlossen und Ausgangssperren erlassen – ein Maßnahmenpaket, das wir als Shutdown (oder Lockdown) kennen.

Der Shutdown verhinderte, dass in Deutschland viele Menschenleben aufs Spiel gesetzt wurden. Mit einer gewissen Verzögerung befand sich Deutschland bis zu diesem Zeitpunkt auf derselben Exponentialkurve wie Italien. Es war unausweichlich, entschlossen zu handeln, um den Kollaps der Intensivstationen nicht zu riskieren und das Recht auf Gesundheit nicht zu gefährden. Die – auch philosophischen – Problemstellungen, über die man sich in diesem Zusammenhang entschied, hatten eine kurze Deadline: Die Entscheidungen mussten in Echtzeit getroffen werden.

Um verantwortungsbewusst zu handeln, musste abgeschätzt werden, wie viele Menschenleben überhaupt auf dem Spiel stehen. Eine Methode, die dabei helfen kann, ist die Fermi-Kalkulation. Sie liefert zwar keine gesicherten Informationen, doch sie liefert deutlich mehr als nichts.

Die Fermi-Kalkulation ist nach dem Physiker Enrico Fermi (1901–1954) benannt. Er war dafür bekannt, physikalische Größen bei weitgehender Abwesenheit konkreter empirischer Daten erstaunlich genau abzuschätzen, etwa die Kraft der atomaren Detonation im Rahmen des Trinity Tests. Fermi ließ während der Explosion Papierstücke fallen und beobachtete, wie weit sie von der Druckwelle geweht wurden. So schätzte er, dass die Kraft der Detonation der von zehn Kilotonnen TNT entsprach. Diese Schätzung erwies sich als verblüffend genau. Sie lag deutlich weniger als eine Größenordnung von der heute akzeptierten Approximation von zwanzig Kilotonnen TNT entfernt.

Ende Februar stellten wir eine Fermi-Kalkulation an, um die Überlastung des intensivmedizinischen Systems in Deutschland zu quantifizieren, die ohne Gegenmaßnahmen eintreten könnte:

- Nach Schätzungen des Virologen Christian Drosten, denen sich auch die Kanzlerin anschloss, würde eine ungebremste Ausbreitung von SARS-CoV-2 zwei Drittel der deutschen Bevölkerung erfassen. (Dies unterstellt gemäß der Formel, die wir in Kapitel II,1 erläutert haben, dass das Virus eine Basisreproduktionsrate R_0 von 3 aufweist.)
- Zwei Drittel der Bevölkerung entspricht etwa 55 Millionen Menschen. Unterstellt man, dass 2 % aller Covid-19-Patienten auf eine Intensivstation aufgenommen und künstlich beatmet werden müssen, um eine Überlebenschance zu haben, dann ergibt sich eine Zahl von 1,1 Millionen Intensivpatienten.
- Sollte die epidemische Welle zwei Jahre andauern, würden sich diese Patienten auf 24 Monate verteilen. 1,1 Millionen Intensivpatienten bei einer Verbreitungswelle von zwei Jahren entsprechen einem durchschnittlichen Zustrom von 45 000 Patienten pro Monat, der auf die deutschen Intensivstationen zukommt (Häufungen, die sich aufgrund des nicht-linearen Verlaufs der Fallzahlen ergeben, blenden wir der Einfachheit halber aus).
- Die intensivmedizinischen Kapazitäten sind begrenzt. Ende Februar standen in Deutschland etwa 25 000 Intensivbetten

mit Beatmungsmöglichkeit zur Verfügung. Die deutschen Intensivstationen sind jedoch zu jedem Zeitpunkt zu etwa 80 % ausgelastet, so dass zunächst nur 5000 freie Intensivbetten bleiben.

- Daraus ergab sich unsere Schätzung, dass Deutschland ohne entschiedene Maßnahmen womöglich bis zu 40 000 akut gefährdeten Intensivpatienten pro Monat die Behandlung verweigern müsste.[10] Über zwei Jahre hinweg würden so im schlimmsten Fall fast 1 Million Menschen sterben. Selbst wenn – im Falle ausreichender Intensivkapazitäten – jeder zweite Patient gerettet werden könnte, würden aus der Unterlassung von Eindämmungsmaßnahmen 500 000 vermeidbare Todesopfer resultieren.

Diese Fermi-Kalkulation, die sich dank den ergriffenen Maßnahmen aller Voraussicht nach nicht bewahrheiten wird, zeigt auf, dass es notwendig war, die Zahl der Neuinfektionen drastisch zu reduzieren. Aufgrund der Inkubationszeit von Covid-19 war zudem bekannt, dass ein Rückgang im Aufkommen der Intensivpatienten erst zwei Wochen nach der Einleitung von Maßnahmen zu erwarten war. Aus diesem Grund musste eine der wichtigsten Fragen, nämlich wie und wann Leben gerettet werden können, in Echtzeit beantwortet werden. Der sofortige Shutdown, der die schnelle Ausbreitung des Virus verlangsamen und die Überlastung der Intensivstationen verhindern sollte, war die richtige Antwort.

Gesundheitskrise oder »Evidenz-Fiasko«?

Ein Gegenargument liegt jedoch auf der Hand: Vielleicht haben wir die Gefahr, die von Covid-19 ausgeht, völlig überschätzt? Vielleicht sind die Maßnahmen, die der Shutdown umfasst, in Wirklichkeit unverhältnismäßig und übertrieben?

Sollten wir uns nicht – risikoepistemologisch und -ethisch verantwortungsbewusst – jederzeit fragen: Was wäre, wenn wir falsch liegen?

Diese Position wurde kürzlich in die Debatte eingebracht. Häufig verweist man in diesem Zusammenhang auf zwei Kommentare des bekannten Epidemiologen und Forschungsmethodologen der Universität Stanford John Ioannidis. Es lohnt sich, die zentralen Punkte seiner Beiträge hier näher zu betrachten.

Im Kern kritisiert er die WHO für ihre Einschätzung der Letalität von SARS-CoV-2. Anfang März bezifferte sie diese auf 3,4 %. Ioannidis weist in zwei Texten, die am 17. März und 19. März erschienen sind, unter anderem auf die folgenden Probleme hin:

- Die Daten, die dieser Schätzung zugrunde liegen, sind nicht verlässlich, weil vielerorts zu wenig getestet wurde. Die Dunkelziffer unter den infektionsbedingten Todesfällen verzerrt das Bild. Gleiches gilt vermutlich aber noch in weit höherem Umfang für die Zahl der Infektionen, von denen nach Ioannidis' Einschätzung viele unerkannt bleiben dürften.
- Das führe wahrscheinlich zu einer starken Überschätzung der Letalität von SARS-CoV-2. Es könne sein, dass wir diese um den Faktor 3 überschätzen – oder gar um den Faktor 300.
- Wir testen nicht zufällig, sondern nur Verdachtsfälle. Dies führt zu einem Selektionseffekt bei den Getesteten und verzerrt das Datenmaterial.
- Wenn wir uns auf Auswertungen stützen, bei denen solche Selektionseffekte nicht zu befürchten sind, dann erhalten wir ganz andere Schätzungen (in Kapitel II,1 haben wir den Fall des Kreuzfahrtschiffs Diamond Princess besprochen, auf dem alle Passagiere und Crewmitglieder getestet wurden).

- Es sei wahrscheinlich, dass die Letalität von SARS-CoV-2 in der Gesamtbevölkerung nach Korrektur der Selektionseffekte zwischen 0,05 % und 1 % liege.
- Damit sei es möglich, dass das Virus etwa so tödlich ist wie die saisonale Influenza, deren Letalität in der Gesamtbevölkerung bei rund 0,1 % liegt.
- Als stützende Belege führt Ioannidis Länder wie Südkorea an, die vergleichsweise sehr gut testen. Hier liege die Letalität bei 0,9 %. Das bestätigt nach seiner Einschätzung den Verdacht, dass die Daten anderer Länder durch hohe Dunkelziffern und Selektionseffekte verzerrt sind. Auch in Deutschland – das besser testet als seine europäischen Nachbarn – liege die Letalität bei 0,2 %.

Bevor wir diese Punkte einordnen, scheinen uns drei Anmerkungen angezeigt:

Erstens waren schon zwei Wochen nach dem Erscheinen von Ioannidis' Artikeln einige seiner Datenpunkte veraltet. Die rechnerischen Letalitäten von SARS-CoV-2 liegen mittlerweile auch in Ländern wie Deutschland und Südkorea deutlich höher, nämlich bei 1,6 % bzw. 1,8 % (Stand: 7. April 2020). Die Daten stützen die These einer hohen Dunkelziffer also nicht mehr so deutlich, wie Ioannidis dies annahm.

Grundsätzlich ist Ioannidis natürlich nicht vorzuwerfen, dass seine Daten schnell veralten: Die Debatte findet in Echtzeit statt. Allerdings hätte man zumindest den Anstieg der rechnerischen Letalität in Deutschland antizipieren können, der angesichts der Logik der Epidemie und der entsprechenden Datenerfassung wahrscheinlich war. Die meisten Covid-19-Opfer sterben erst nach mehreren Wochen an der Krankheit. Die Infektionszahlen beinhalten damit immer auch Personen, die sterben werden, in den Todesfällen aber zwangsläufig noch nicht erfasst sind. In der Frühphase einer Epidemie – in der sich

Deutschland Mitte/Ende März befand – kann deshalb vorausgesagt werden, dass die rechnerische Letalität steigen wird, sobald die Statistiken die zeitverzögerten Todesfälle erfassen.

Zweitens blendet Ioannidis in seinen Überlegungen den zentralen Punkt der beschränkten Intensivkapazitäten aus. Wie oben gezeigt, gleicht sich die Letalität der intensiven Hospitalisierungsrate an, sobald die Intensivstationen überlastet sind. Die Letalität, die sich aus den deutschen Zahlen errechnet, erfasst die Gefährlichkeit von Covid-19 – auch für Deutschland – deshalb nur sehr unvollständig.

Drittens ist es – wie in Kapitel II,1 gezeigt – höchst unplausibel, Covid-19 mit der saisonalen Grippe zu vergleichen. Die jährliche Grippewelle verteilt sich aufgrund der vorhandenen Herdenimmunität über einen längeren Zeitraum und erfasst nur rund 10 % der Bevölkerung. Eine ungebremste Covid-19-Epidemie würde sich aufgrund des fehlenden Herdenschutzes hingegen auf wenige Monate verteilen, in denen sich zwei Drittel der Bevölkerung infizieren. Hunderttausende Intensivpatienten könnten dann nicht mehr versorgt werden. Entsprechend würde sich eine solche Epidemie viel tödlicher auswirken, selbst wenn die Letalität von Covid-19 unter sonst gleichen Umständen derjenigen der saisonalen Grippe entsprechen sollte.

Doch selbst wenn wir von diesen Punkten absehen, folgt aus Ioannidis' Einschätzung keine scharfe Kritik an den Shutdown-Maßnahmen. Sie sind bereits durch den Vorrang der Praxis und das Prinzip der Risikoabsicherung, die wir in Kapitel I,1 eingeführt haben, gut begründet.

Aus ethisch-praktischer Sicht zählt zunächst vor allem der Schutz menschlichen Lebens. Andere Länder – etwa Italien und Spanien – konnten diesen Schutz nicht gewährleisten, weil ihre intensivmedizinischen Kapazitäten überlastet wurden. Dieses Szenario galt und gilt es in Deutschland abzuwenden. Zu diesem Zweck mussten wir mit dem Shutdown die Notbremse ziehen, um den »Tsunami« an Patienten zu stoppen, der sich womöglich auf unsere Intensivstationen zubewegte.

Der Shutdown ermöglicht es zudem, die Problematik der kurzen Deadlines abzumildern, die eine Philosophie und Wissenschaft in Echtzeit erfordern. Wir gewinnen Zeit, um Ioannidis' berechtigte Forderung nach einer besseren Datenlage erfüllen zu können, und halten uns Handlungsoptionen offen. Hätten wir den Shutdown nicht eingeleitet oder noch länger zugewartet, wäre uns die Kontrolle über die epidemische Dynamik entglitten. Im schlimmsten Fall hätten wir während mehrerer Wochen machtlos zusehen müssen, wie Menschen sterben, die man unter normalen Umständen hätte retten können.

Der Shutdown war also gut begründet. Er sollte sicherstellen, dass wir Leben retten und Triage-Entscheidungen vermeiden können. Er hat uns Zeit gegeben und Handlungsoptionen bewahrt. Das bedeutet jedoch noch lange nicht, dass der Shutdown eine dauerhafte Lösung darstellt. Er hat hohe ökonomische Kosten, verursacht Leid und schränkt die Grundrechte von Bürgerinnen und Bürgern erheblich ein. Deswegen drängt sich die Frage auf: Welche Wege führen aus dem Shutdown?

2 Wege aus dem Shutdown

Durch den Shutdown ist es nach Einschätzung des RKI gelungen, die exponentielle Entwicklung der Covid-19-Fallzahlen deutlich zu bremsen. Die effektive Reproduktionsrate (R_t, also die Anzahl Personen, die eine infizierte Person zum gegenwärtigen Zeitpunkt im Durchschnitt ansteckt) hat sich zwischenzeitlich etwa auf 1 reduziert. Sie liegt demnach deutlich unterhalb der Basisreproduktionsrate (R_0), mit der sich die Epidemie anfangs ausgebreitet hat. Gelänge es, R_t bei 1 zu halten oder weiter zu reduzieren, wäre die Epidemie unter Kontrolle gebracht.

Müsste der Shutdown zu diesem Zweck jedoch signifikant verlängert werden, würden wir Gefahr laufen, dass die Kur schlimmer ausfällt als die Krankheit. Denn ein längerer Shutdown bringt gravierende ökonomische, soziale und auch gesundheitliche Kosten mit sich, die im Rahmen einer umfassenden Abwägung allesamt berücksichtigt werden müssen.

Der Preis des Shutdowns

Nach Schätzungen des ifo Instituts für Wirtschaftsforschung kostet der Shutdown die Gesellschaft pro Monat zwischen 4,3 und 7,5 % des Bruttoinlandsprodukts (150 bis 260 Milliarden Euro). Die Verknappung von Ressourcen trifft vor allem die schwächsten Mitglieder der Gesellschaft. Von der (vorübergehenden) Arbeitslosigkeit, die der Shutdown bewirken wird, werden vor allem Geringqualifizierte und Niedriglohnempfänger betroffen sein.

Häusliche Gewalt wird durch den Shutdown zunehmen, psychisch labile Personen werden Schaden erleiden. Maßnahmen wie die Schließungen von Kitas belasten die Eltern und reduzieren die Personalverfügbarkeit im Pflege- und Gesundheitsbereich.

Nicht zuletzt schränken die Shutdown-Maßnahmen zentrale Grundrechte ein, etwa das der Bewegungsfreiheit, der Versammlungs- und Demonstrationsfreiheit sowie der Freiheit der Berufs- und der Religionsausübung. Diese Einschränkung ist ausschließlich dadurch legitimiert, dass die Konsequenzen andernfalls vermutlich noch (viel) schlimmer wären. Dass die Einschränkung von Rechten vorübergehend durchaus legitim ist, verdankt sich dem Umstand, dass die »Katastrophenethik« in weit stärkerem Maße als die »Normalethik« durch eine Orientierung an den Handlungskonsequenzen geprägt ist. Man kann dies neben den bereits genannten negativen Aspekten als den moralischen Preis des Shutdowns betrachten.

Hinsichtlich der politischen Ethik des Shutdowns scheint Ähnliches zu gelten wie für die Ethik der Triage in der Notfallmedizin. Aus diesem Grund lässt sich hier eine Analogie herstellen. Danach verhält sich der Shutdown zum Staat wie die Triage zur einzelnen Ärztin bzw. zum einzelnen Arzt. Diese müssen sich in der Katastrophe – um schlimmste Konsequenzen abzuwenden – unter Umständen über normative Grenzen hinwegsetzen, die im Normalfall gelten. Selbst der libertäre (also strikt an Abwehrrechten orientierte) Ethiker Robert Nozick räumt diese Möglichkeit in seinem Werk *Anarchy, State and Utopia* ein. In einer Fußnote, die eines ganzen Buches bedürfte, schreibt er, dass sich moralische Grundrechte in ihrer Geltung aufweichen können, wenn ein »katastrophaler moralischer Horror« nur so zu vermeiden ist.

Der Staat steht in der Pflicht, großen Schaden von den Bürgern und Einwohnern abzuwenden, insbesondere das Leben und die Gesundheit – bzw. die entsprechenden Rechte – aller zu schützen. Er darf die Katastrophe nicht riskieren und muss zur Not andere Grundrechte vorübergehend einschränken (ohne allerdings das Risiko einer antidemokratischen Ermächtigung über Gebühr zu erhöhen). Zustände, in denen Ärztinnen und Ärzte triagieren müssen und das Grundrecht auf Gesundheitsversorgung damit nicht gewährleistet ist, sind ganz zu vermeiden oder auf das unvermeidbare Minimum zu begrenzen. Analoges gilt entsprechend für den Shutdown.

Politische Optionen

Der Philosoph Julian Nida-Rümelin hat drei Strategien benannt, die einen Weg aus dem Shutdown weisen könnten.

Delay (Verzögerung) hat zum Ziel, die Ressourcen des Gesundheitssystems zu keinem Zeitpunkt zu überlasten, indem die Infektionskurve über eine lange Zeit abgeflacht und gestreckt wird. (Diese Idee wurde in den sozialen Medien unter dem Hashtag #flattenthecurve verschlagwortet.) Der Shutdown war ein erstes wichtiges Mittel dazu. Nach seiner Rückabwicklung ist darauf zu achten, dass es nicht wieder zu einem sprunghaften Anstieg der Fallzahlen kommt – nur so kann weiterhin gewährleistet werden, dass die Intensivstationen nicht überrollt werden. Da ein Impfstoff voraussichtlich noch in weiter Ferne liegt, müssen Infektionen zugelassen werden. So kann eine hinreichende Herdenimmunität aufgebaut werden, damit die Covid-19-Epidemie ausläuft. Die Durchseuchung der Gesellschaft ist also ein notwendiges Element der Delay-Strategie.

Eine zweite Strategie stellt das Containment (Eindämmung) dar. Hier besteht das Ziel darin, die effektive Reproduktionszahl des Virus durch geeignete Maßnahmen auf einen Wert unter 1 zu senken, um die Epidemie zu stoppen. Durch Containment soll erreicht werden, dass sich so wenige Menschen wie möglich mit dem Virus infizieren.

Die dritte Strategie bildet das Cocooning (Einigelung). Sie sieht für junge und nicht vorerkrankte Menschen vor, zur Normalität zurückzukehren. Sie sollen durchseucht werden, bis sich eine Herdenimmunität einstellt oder ein Impfstoff vorliegt. Gleichzeitig sollen die Risikogruppen – alte und vorerkrankte Menschen – jedoch durch umfassende Hilfestellungen bestmöglich vor Infektionsrisiken geschützt werden. So soll die Anzahl der Intensivpatienten und Todesopfer so gering wie möglich gehalten werden, während die Gesellschaft ansonsten weitgehend normal funktionieren kann.

Zur Bewertung der Strategien ist es hilfreich, eine weitere Differenzierung einzuführen, nämlich jene zwischen Zielen und Mitteln. Wenn man unterstellt, dass allen Strategien das Ziel gemein ist, menschliches Leben zu schützen (und dabei andere Schäden so gering wie möglich zu halten), so unterscheiden sich die Strategien Delay, Containment und Cocooning nur durch die jeweils gewählten Mittel. Bei der Delay-Strategie besteht das Mittel in einer allmählich erreichten Herdenimmunität, bei Containment in der Eindämmung des Virus und bei Cocooning im Schutz der Risikogruppen erst durch besondere Schutzmaßnahmen, dann durch Herdenimmunität.

Infolge dieser Differenzierung lassen sich zwei Vergleiche zwischen den drei Strategien anstellen, nämlich hinsichtlich des gewählten Ziels und hinsichtlich der gewählten Mittel. Vergleichen wir Delay, Containment und Cocooning in Bezug auf das erste Kriterium (Zielerreichung), ergibt sich eine ziemlich eindeutige Rangfolge, wenn wir uns auf das wichtigste Ziel, d. h. auf die Rettung von Menschenleben, konzentrieren.

– Nach Modellrechnungen des Covid-19 Response Teams am Imperial College London hätte eine Delay-Strategie, würde man sie in Großbritannien und den USA umsetzen, im günstigsten Fall 250 000 bzw. 1 Million Todesfälle zur Folge. Das sind Zahlen, die inakzeptabel wären. In Deutschland würden die Todesopfer wohl auch in dieser Größenordnung liegen. Die Opferzahlen durch Delay könnten nur reduziert werden, indem eine Überlastung des Gesundheitssystems vermieden wird. Dazu müsste jedoch die Infektionskurve über mehrere Jahre durch Eindämmungsmaßnahmen gestreckt werden, was gesellschaftlich und wirtschaftlich kaum tragbar ist. Im öffentlichen Diskurs wurde dieses Problem etwa von der Wissenschaftsjournalistin Mai Thi Nguyen-Kim hervorgehoben.

- Containment könnte die Anzahl der Todesopfer drastisch verringern. Die genaue Zahl hinge davon ab, wie viele Infektionen bereits bestehen und wie hoch die Anzahl künftiger Infektionen ist, die nicht mehr vermieden werden können. In jedem Fall schneidet Containment dabei deutlich besser ab als Delay.
- Die Cocooning-Strategie ist vielversprechender als die Delay-Strategie, da sie das Mittel der Herdenimmunität mit dem Schutz besonders gefährdeter Gruppen kombiniert und die Zahl der Todesopfer damit erheblich senken könnte. Allerdings schneidet sie schlechter ab als die Containment-Strategie, die nicht auf Herdenimmunität setzt und sowohl innerhalb als auch außerhalb der Risikogruppen weniger Infektionen zulässt.

Mit Blick auf die geretteten Leben ergibt sich also die Rangordnung:

Containment > Cocooning > Delay

Hinsichtlich der Mittel lassen sich zwei Fragen stellen. Die erste betrifft ihre ethische Zulässigkeit. Dazu eine Vorbemerkung: Diese Frage ergibt nach gängiger Lesart im Rahmen einer konsequentialistischen Auffassung (entsprechend der ausschließlich die Konsequenzen einer Handlung für ihre moralische Bewertung maßgeblich sind) keinen Sinn. Nach einer konsequentialistischen Sichtweise wäre jedes Mittel recht, solange das Gesamtergebnis optimiert wird (oder hinreichend gut ist). Die gewählten Mittel werden dabei als Konsequenzen interpretiert und dem Gesamtergebnis zugerechnet. Einer deontologischen Ethik zufolge zählen aber nicht (nur) die Handlungskonsequenzen, sondern (auch) andere Faktoren wie etwa Rechte, welche die Interessen des Individuums schützen. Und die Wahl bestimmter Mittel kann mit solchen Faktoren in Konflikt geraten, z. B. indem sie Rechte verletzt.

Da Delay das Ziel, menschliches Leben zu schützen, nicht hinreichend gewährleistet, erscheinen nur Cocooning und Containment als vertretbare Optionen. Bei Cocooning wird (im Gegensatz zu Delay) die Ausbildung einer Herdenimmunität so gestaltet, dass sich (nach Möglichkeit) nur Personen außerhalb der Risikogruppen infizieren. Wer einer Risikogruppe angehört, wird in besonderem Maße geschützt, wenn er oder sie das möchte. Es besteht kein paternalistischer Zwang. Wer Schutz in Anspruch nehmen möchte (etwa durch den Bezug von Filtermasken), dessen Ansteckungsrisiko liegt im Idealfall praktisch bei null.[11]

Damit steigt gleichzeitig die Infektionswahrscheinlichkeit für die Nicht-Risikogruppen. Nehmen wir beispielsweise an, dass ein Drittel der Bevölkerung den Risikogruppen angehört und zwei Drittel nicht. Wenn sich für einen hinreichenden Herdenschutz zwei Drittel der Bevölkerung infiziert haben müssen, dann würde Cocooning erfordern, dass sich alle Angehörigen der Nicht-Risikogruppen infizieren.

Zur Beantwortung der Frage, ob die Cocooning-Mittel vertretbar wären, könnte man versucht sein, das Prinzip der Doppelwirkung heranzuziehen. (Wir werden weiter unten erläutern, warum das problematisch ist.) Dieser Grundsatz findet dann Anwendung, wenn eine Handlung neben einer beabsichtigten Konsequenz auch eine negative Nebenfolge hat. Als fragliche Handlung könnte man die Umsetzung des Cocooning begreifen, mit welcher der Schutz bzw. die Gesundheit der Risikogruppen (die beabsichtigte Konsequenz) sichergestellt werden soll. Die Realisierung der Strategie, so könnte man urteilen, führt außerdem zu einem erhöhten Ansteckungsrisiko der Nicht-Risikogruppen (die negative Nebenfolge). Hochproblematisch wäre die Bewirkung dieser Nebenfolge gemäß dem Prinzip der Doppelwirkung genau dann, wenn sie als Mittel zum Zweck beabsichtigt ist.

Auf den ersten Blick erscheint das erhöhte Ansteckungsrisiko der Nicht-Risikogruppen weder als Mittel zu irgendeinem Zweck noch als Selbstzweck angelegt zu sein. Schließlich, so könnte man argumentieren, geht es bei Cocooning nur darum, die Risikogruppen zu schützen. Es werden zunächst nur die Risikogruppen geschützt, wozu die Infektion der Nicht-Risikogruppen nicht notwendig scheint.

Auf den zweiten Blick können an diesem Zusammenhang aber Zweifel aufkommen. Es sind nämlich zwei Phasen zu unterscheiden, in denen die Risikogruppen durch Cocooning geschützt werden sollen:

In der ersten Phase breitet sich die Epidemie in der Bevölkerung aus. Hier erhalten die Risikogruppen besondere Hilfestellungen. Um ihren Schutz zu erreichen, müsste sich in der Nicht-Risikogruppe tatsächlich keine Person infizieren.

Das scheint sich in der zweiten Phase – also dann, wenn die Epidemie zum Erliegen gekommen ist – jedoch anders zu verhalten. Man könnte argumentieren, dass dann die Risikogruppen immer noch geschützt werden, allerdings nicht durch besondere Hilfestellung, sondern durch Herdenimmunität. Um letztere zu gewährleisten, muss das Ansteckungsrisiko der Nicht-Risikogruppen vorher erhöht worden sein. Denn würden sich die Nicht-Risikogruppen nicht zahlreich genug infizieren, würde sich kein hinreichender Herdenschutz entwickeln. Es ließe sich also argumentieren, dass die Infektion der Nicht-Risikogruppen als Mittel zum Zweck beabsichtigt werden muss, um die Risikogruppen nach der Epidemie zu schützen. Das würde gegen die ethische Zulässigkeit von Cocooning sprechen, legte man das Prinzip der Doppelwirkung zugrunde.

Man könnte das Argument auch mit Hilfe des Kantischen Instrumentalisierungsverbots, das sich in der Menschheitszweckformel des kategorischen Imperativs findet, starkmachen. Nach diesem Grundsatz sollen wir die Menschheit in jeder Person niemals bloß als Mittel, sondern immer zugleich als Zweck gebrauchen.

Dieser Grundsatz ähnelt dem Prinzip der Doppelwirkung, und man könnte hier in der Tat eine enge Verbindung sehen. Es ließe sich jedoch auch argumentieren, dass die Prinzipien sich deutlicher voneinander unterschieden. So geht es Kant vermutlich nicht darum, ob die Instrumentalisierung einer Person beabsichtigt ist, sondern darum, ob eine Instrumentalisierung tatsächlich vorliegt.

Dennoch liefert uns das Kantische Instrumentalisierungsverbot dasselbe Resultat: Im Rahmen von Cocooning scheinen die Mitglieder der Nicht-Risikogruppe zum Teil des Herdenschutzes für die Risikogruppen und damit zum Mittel zu werden. Da die individuellen Anliegen der Mitglieder der Nicht-Risikogruppen im Rahmen der Strategie zudem keine Rolle zu spielen scheinen, werden diese offenbar »bloß als Mittel« gebraucht. Und das ist, so Kant, nicht zulässig.

Das gerade entwickelte Argument überzeugt uns letztlich nicht – und zwar in beiden Versionen. Dies hat zwei Gründe:

1. Beide verwendeten Prinzipien setzen eine Unterscheidung zwischen Tun und Geschehenlassen voraus. An der Kohärenz dieser Unterscheidung kann man zweifeln.
2. Außerdem lässt sich, auch wenn die Unterscheidung kohärent ist, argumentieren, die Infektion der Nicht-Risikogruppen stelle einen Fall von Geschehenlassen dar.

Wer so argumentiert, kann durchaus bestreiten, dass die genannten Prinzipien einschlägig sind. Das Prinzip der Doppelwirkung würde keine Anwendung finden, weil man die Infektion der Nicht-Risikogruppen lediglich geschehen lässt, aber nicht aktiv betreibt. Schließlich handelt es sich bei der Ausbreitung eines Virus, in die von Seiten der Regierung nicht eingegriffen wird, um eine Naturgewalt.

Die Anwendbarkeit des Instrumentalisierungsverbots lässt sich aus demselben Grund bestreiten: Die Instrumentalisierung der Nicht-Risikogruppen würde bedeuten, dass diese als Mittel gebraucht werden, was wiederum ein aktives Tun voraussetzt. In der Tat, so kann man argumentieren, lässt man jedoch nur ohne Intervention zu, dass sie sich infizieren.

Zum anderen ließe sich der Spieß möglicherweise sogar umdrehen: Man könnte auch gegen die Maßnahmen, die im Rahmen von Containment nötig wären, geltend machen, dass die Nicht-Risikogruppen auch hier als bloßes Mittel gebraucht werden, um Risikogruppen zu schützen. Erfolgreiches Containment setzt nämlich die Unterbrechung von Infektionsketten voraus, und die dazu notwendigen Maßnahmen werden nicht nur den Risikogruppen, sondern – als Mittel zum Zweck – auch den Nicht-Risikogruppen zugemutet. Auch diese könnten sich mithin über eine Instrumentalisierung beklagen.

Eine weitere Schwierigkeit besteht darin, dass bei einer Durchseuchung ja lediglich das Risiko einer Ansteckung auferlegt wird. Niemand würde sich also mit Sicherheit, sondern nur mit relativ großer Wahrscheinlichkeit anstecken. Das Prinzip der Doppelwirkung sowie auch die Zweckformel weisen in der üblichen Interpretation einen streng binären Charakter auf. Sie werden also entweder erfüllt – oder eben nicht: Abstufungen gibt es nicht. Beide Prinzipien bestimmen für sich genommen nicht, ab wann die Auferlegung eines Risikos überhaupt den Tatbestand der Verwendung als Mittel erfüllt. Als deontologische Regeln müssen sie erst noch plausibel in den Risikokontext überführt werden. Zu klären wäre dabei, unter welchen Umständen die Auferlegung eines Risikos als Instrumentalisierung gedeutet werden kann. Nicht jedes noch so geringe Risiko kann, so ließe sich argumentieren, plausibel für unzulässig erklärt werden. Umgekehrt kann für die Unzulässigkeit aber auch nicht plausibel gefordert werden, die Schadensfolge müsse mit absoluter Sicherheit eintreten.

Ein Argument für Cocooning appelliert an den inneren Zusammenhang bzw. die Kohärenz unserer Risikopraxis. Fakt ist, wie Nida-Rümelin betont, dass wir in unserer Gesellschaft bestimmte Risiken zulassen, um im Gegenzug bestimmte Vorteile realisieren zu können. Anders wäre beispielsweise die Institution des Straßenverkehrs gar nicht denkbar (jeder Teilnehmer geht im Straßenverkehr ein gewisses Risiko ein, verletzt oder im schlimmsten Fall sogar getötet zu werden). Dieser liegt jedoch, wenn man Pro und Kontra sieht, in unser aller Interesse. Schließlich retten Straßen, auf denen unter anderem Notarztwagen fahren können, auch Leben, sichern Wohlstand, etc. Daher könnte jeder von uns der Praxis des Straßenverkehrs zustimmen, obwohl mit einer Teilnahme am Straßenverkehr für alle in gewissem Umfang Risiken verbunden sind. Bei den saisonalen Influenzawellen ist das genauso. Auch das mit saisonalen Grippeviren verbundene Risiko, im schlimmsten Falle zu sterben, akzeptieren wir als Gesellschaft und leiten keine drastischen Gegenmaßnahmen ein. Dies würde Ressourcen binden, die anderweitig vermutlich effizienter zur Risikoreduktion eingesetzt werden könnten.[12]

Diesem Gedankengang folgend kann es also nicht darum gehen, angesichts der Covid-19-Epidemie jedes nur erdenkliche Risiko für jedes Mitglied der Gesellschaft zu vermeiden. Maßnahmen, die sich auf eine Reduktion des Risikos richten, müssen sich in eine kohärente Risikopraxis einbetten lassen. Dabei müssen wir Risiken, die wir in anderen Fällen als zumutbar und zustimmungsfähig erachten, auch an dieser Stelle akzeptieren. Man könnte also dafür argumentieren, dass Covid-19 für die Nicht-Risikogruppen Risiken mit einschließt, die hinnehmbar sind, nicht jedoch für die Risikogruppen. Entsprechend sind diese Gruppen konsequent zu schützen, jene aber nicht.

Die zweite Frage, die sich mit Blick auf die gewählten Mittel stellen lässt, richtet sich auf ihre Realisierbarkeit. Sollte die Eindämmung der Epidemie nicht mehr möglich sein, spräche das gegen Containment und für Cocooning. Sollte dagegen der Schutz der Risikogruppen nicht (oder nur unbefriedigend) möglich sein, spräche das wiederum für Containment. Da sich die Maßnahmen beider Strategien überschneiden (der Schutz der Risikogruppen sollte gleichzeitig der Eindämmung dienen), lässt sich die Wahl zwischen Cocooning und Containment eventuell noch so lange aufschieben, bis genügend Informationen über die Realisierbarkeit dieser Strategien vorliegen.

Ein weiteres Argument nimmt auf Rechte und Rechtsverletzungen Bezug. Große Teile der Diskussion um den richtigen Umgang mit der Covid-19-Epidemie drehen sich um die Frage, wie politisch reagiert werden sollte bzw. was ein Staat seinen Bürgern schuldet. Im Sinne einer Ethik, die Rechte ins Zentrum der Betrachtung rückt, kann jedoch auch gefragt werden: Was schulden die Bürger einander?

Liegt bei einem Bürger eine gewisse Wahrscheinlichkeit einer Infektion vor – und das tut sie bei jedem, sobald das Virus außer Kontrolle geraten ist –, dann kann die ungehemmte Verbreitung durch soziale Kontakte und freie Bewegung im öffentlichen Raum womöglich plausibel als Rechtsverletzung interpretiert werden. Dies gilt besonders dann, wenn direkt oder indirekt auch Risikogruppen gefährdet werden. Denn es werden verletzliche Andere einer gewissen Wahrscheinlichkeit ausgesetzt, infiziert zu werden und am Ende entsprechende gesundheitliche Schäden davonzutragen. Da es eine zentrale Aufgabe des Rechtsstaats ist, die Rechte seiner Bürger zu schützen, wäre es dem Staat dann nicht nur erlaubt, die Bürger vor dieser Rechtsverletzung zu bewahren, sondern er wäre sogar dazu verpflichtet. Auch eine Impfpflicht kann so zumindest angedacht werden. Wer sich nicht impfen lässt, müsste dann zumindest zu erkennen geben, dass er eine entsprechende Gefahr darstellt und ggf. bestimmte Einschränkungen hinnehmen.

Auch hier zeigt sich die Problematik, dass lediglich ein Risiko auferlegt wird, kein sicherer Schaden. Kann tatsächlich eine Rechtsverletzung vorliegen, wenn nur eine gewisse Wahrscheinlichkeit einer Schädigung besteht? Oder kann etwas vielmehr nur dann plausibel als Rechtsverletzung charakterisiert werden, wenn eine Schädigung auch tatsächlich eintritt? Wenn die Wahrscheinlichkeit, bereits Träger des Virus zu sein, beispielsweise bei 0,1 % liegt, dann werden andere einem relativ kleinen Risiko ausgesetzt. Kann also, wenn sich potentielle Träger im öffentlichen Raum bewegen, tatsächlich plausibel von einer Rechtsverletzung gesprochen und die Einschränkungen derselben entsprechend begründet werden?

Es wäre unplausibel, nur dann von einer Rechtsverletzung zu sprechen, wenn der Eintritt einer Schädigung mit absoluter Sicherheit erfolgen wird. Sollte etwa bei einem Mordversuch ein glücklicher Zufall dazwischenkommen, so kann sich der Täter nicht damit verteidigen, dass er sich dieser Möglichkeit bewusst war (»irgendwie hatte ich das geahnt …«). Beim versuchten wie beim ausgeführten Mord liegen Rechtsverletzungen vor, auch wenn die Todesfolge zum Handlungszeitpunkt nicht garantiert war. Es wäre also zu klären, wo und wie eine Grenze zu ziehen ist.

Auch im Falle kleinerer Wahrscheinlichkeiten scheinen Rechtsverletzungen möglich: Aus Jux und Tollerei mit einer

Pistole knapp an einem Menschen vorbeizuschießen ist eindeutig rechtsverletzend, selbst dann, wenn ein Meisterschütze schießt und ein Unfall höchst unwahrscheinlich ist. Unter welchen Umständen ist die Auferlegung eines Risikos für eine bestimmte Personengruppe also als Rechtsverletzung zu verstehen? Der rechtsverletzende Charakter von Risikoauferlegungen scheint neben der Höhe der Schadenswahrscheinlichkeit von mindestens zwei weiteren Faktoren abzuhängen, nämlich vom Schadensausmaß einerseits und von der Qualität des Grundes für die jeweilige Handlung andererseits. Dies lässt sich auch am Beispiel des Meisterschützen erkennen: Einerseits wäre die Schädigung, falls er treffen würde, enorm, andererseits rechtfertigt sein Grund, das Leben des Menschen nur zum Spaß zu gefährden, die Handlung nicht.

Gibt es also keinen guten Grund, die Risikogruppen durch die Bewegung im öffentlichen Raum zu gefährden, sind beide dieser Faktoren im Hinblick auf die Schädigungen, die Infektionsrisiken für die Risikogruppen erwarten lassen, wohl gegeben.

Solange auf Seiten der Nicht-Risikogruppen keine hinreichenden Schäden entstehen – etwa infolge einer überlangen Stilllegung der Gesellschaft – und damit keine guten Gründe vorliegen, sind sie verpflichtet, keine Risiken zu schaffen, welche die Rechte der Risikogruppenmitglieder verletzen. Einschränkende Maßnahmen lassen sich gegenüber den Nicht-Risikogruppen also entsprechend begründen.

Im Rahmen einer rechtebasierten Betrachtungsweise sind aber auch die (Freiheits-)Rechte der Nicht-Risikogruppen selbst angemessen zu berücksichtigen. Die Shutdown-Maßnahmen schränken ihre Rechte stark ein. Das ist auf Dauer nicht hinnehmbar und gibt ihnen guten Grund, Lockerungen zu fordern. Die Mitglieder von Nicht-Risikogruppen haben ein Recht, nicht über Gebühr in die Pflicht genommen zu werden, ein Recht auf weitgehende Rückkehr zur Normalität. Entsprechend könnte sich eine umfassende rechtebasierte Argumentation für die Cocooning-Strategie ergeben.[13] Die entscheidende empirische Voraussetzung hierfür besteht darin, dass die Risikogruppen tatsächlich hinreichend geschützt werden können. Das ist eine gesellschaftliche Herkulesaufgabe, die wir möglichst schnell in Angriff nehmen müssen.

Das eine tun und das andere nicht lassen: Cocooning Plus

Auch wenn man Cocooning für die Strategie der Wahl hält, sollte man sich kritisch fragen, wie die Strategie verbessert und gegen ihre Risiken abgesichert werden kann. Bis zu diesem Punkt haben wir nämlich stillschweigend vorausgesetzt, dass sich Cocooning und Containment gegenseitig ausschließen. Doch ist das wirklich der Fall? Es ist denkbar, den Schutz von Risikogruppen mit Maßnahmen zu kombinieren, die gleichzeitig auf eine Eindämmung der Epidemie gerichtet sind und trotzdem eine weitgehende Rückkehr zur Normalität erlauben. Warum also nicht das eine tun, ohne das andere zu lassen? Warum nicht Cocooning Plus?

Es erscheint aus drei Gründen sinnvoll, bis auf weiteres eine Reduktion der Infektionen zu versuchen, sofern sich diese Reduktion in eine kohärente Risikopraxis einbetten lässt:

Erstens steht zu befürchten, dass eine allein auf den Schutz der Risikogruppen gerichtete Strategie ihr eigenes gesetztes Ziel verpasst. Dies legt zumindest eine Modellierungsstudie des Covid-19 Response Teams am Imperial College London nahe. Entsprechend der Studie lassen sich die Todesopfer durch besondere Schutzmaßnahmen für Risikogruppen nur um etwa die Hälfte reduzieren. Um umfangreichen Schutz zu gewährleisten, könnte man natürlich mehr Personen als Teil von Risikogruppen definieren. In dem Maße, wie man das tut, gleicht sich jedoch der Inhalt der Cocooning-Strategie dem Maßnahmenkatalog des momentanen Shutdowns an.

Zweitens können wir noch nicht wissen, wie hoch die Schäden sein werden, die massenhafte Infektionen mit SARS-CoV-2 bei den Nicht-Risikogruppen verursachen werden. Wie wir in Kapitel II,1 erwähnt haben, kommt eine Studie zu den Spätfolgen von SARS-CoV (also über jenes Virus, das die SARS-Epidemie 2003 ausgelöst hat) zu dem Schluss, dass 40 % der in die Studie einbezogenen Überlebenden unter einem chronischen Erschöpfungssyndrom leiden. Auch wenn es zum jetzigen Zeitpunkt – aufgrund der Echtzeit-Problematik – keine belastbaren Studien dazu gibt, ob eine Infektion mit SARS-CoV-2 für Nicht-Risikogruppen ähnliche Konsequenzen hat, können wir dies nicht mit Sicherheit ausschließen: Die Viren ähneln sich stark. Was, wenn sich unsere optimistischen Annahmen als falsch erweisen und diese Spätfolgen doch auftreten?

Nicht-Risikogruppen würden bei einer Durchseuchung daher zwar kleinere, aber doch erhebliche Risiken auf sich nehmen. Ein chronisches Erschöpfungssyndrom bedeutet einen enormen Verlust an Lebensqualität. Schon nach geringen körperlichen und geistigen Anstrengungen können bei dieser Krankheit lange Erholungszeiten nötig sein. Selbst wenn man auch hier eher konservative Annahmen trifft, etwa dass nur 1 % statt 40 % tatsächlich dieses Syndrom oder vergleichbare Erkrankungen entwickeln, würde das in Deutschland bei einer vollständigen Durchseuchung bis zu 500 000 Menschen betreffen. Neben der hohen Einbuße an Lebensqualität für die Betroffenen bedeutet dies auch einen massiven Verlust an Produktivität. Menschen, die wirtschaftlich, kulturell oder ethisch-politisch aktiv sind, fallen dann weitgehend aus.[14]

Drittens ist es im Rahmen einer Philosophie in Echtzeit gute Praxis, möglichst viel Zeit zu gewinnen und sich möglichst viele Optionen freizuhalten. Momentan wissen wir z. B. noch nicht, welche Behandlungsmöglichkeiten uns in den kommenden Monaten tatsächlich zur Verfügung stehen werden. Lassen wir die epidemische Welle ungebremst durch die junge und gesunde Bevölkerung laufen, bringen wir sie unter Umständen um den Vorzug einer Therapie, die das Risiko einer Erkrankung im besten Fall auf null reduzieren würde. Außerdem ist es möglich, dass Cocooning nur unbefriedigend gelingt, so dass Containment-Maßnahmen zum Schutz der Risikogruppen unabdingbar werden.

Zudem sollte es prinzipiell möglich sein, die Effizienz von Containment-Maßnahmen im Laufe der Zeit zu erhöhen. Der Shutdown fiel vor allem deswegen so drastisch aus, weil wir zu Beginn der Epidemie vergleichsweise wenig über das Virus wussten und kaum einschätzen konnten, wie effektiv die Maßnahmen sein würden. Je mehr wir jedoch über die Wirkung der beschlossenen Maßnahmen lernen, desto besser können wir einschätzen, was funktioniert und was nicht, und desto besser können wir überblicken, welche Risiken mit den entsprechenden Maßnahmen einhergehen, d. h. zu welchen ökonomischen, sozialen und ethischen Problemen sie vermutlich führen.

Zusammenfassend erscheint uns also eine Strategie des Cocooning Plus, die Cocooning und Containment kombiniert, den besten Weg aus dem Shutdown zu ebnen. Wir sollten, wie Nida-Rümelin zu Recht fordert, sofort Maßnahmen ergreifen, um Risikogruppen bestmöglich zu schützen – und zwar weit über das hinaus, was bisher getan wird. Außerdem sollten wir versuchen, das Maßnahmenpaket des Shutdowns rückabzuwickeln und gleichzeitig Containment zu erreichen, also die effektive Reproduktionsrate des Virus mit geeigneten Mitteln unter dem Wert von 1 zu halten. Das erfordert eine Einzelfallbeurteilung jeder Maßnahme in Echtzeit, bei der kontinuierlich neue Informationen berücksichtigt werden. Dabei gilt: Je ineffektiver, teurer, riskanter und (anderweitig) ethisch problematischer eine Maßnahme ist, desto eher sollte sie rückabgewickelt werden, und je effektiver, günstiger, risikofreier und ethisch unproblematischer die Maßnahme ist, desto eher sollte sie beibehalten (bzw. neu eingeführt) werden.

IV Nach der Katastrophe ist vor der Katastrophe: Ausblick und Lehren

1 Zoonosen, Klimawandel und Künstliche Intelligenz

Das zoonotische Risiko – eine Menschenrechtsverletzung?

Zur umfassenden Prävention künftiger Pandemien ist es unerlässlich, den Blick auf die grundlegenden Ursachen entsprechender Infektionskrankheiten zu richten. Wie in Kapitel II,1 erwähnt, lassen sich Epidemien regelmäßig auf die Nutzung von Tieren zurückführen. Durch entsprechende Übertragung von den Tieren auf den Menschen sind etwa der Rinderwahn, die Schweine- und Vogelgrippe, AIDS, Ebola sowie auch SARS und nun Covid-19 entstanden. Die Übertragung krankheitserregender Mikroorganismen – man spricht dabei von Zoonosen, d. h. von Krankheiten, die von Tier zu Mensch (und umgekehrt) übertragbar sind –, tritt besonders durch die Produktion und den Konsum von Fleisch vermehrt auf. Zoonosen können deshalb besonders gefährlich sein, weil die Mikroorganismen dem menschlichen Immunsystem fremd sind. Daher ist es möglich, dass in der Bevölkerung zunächst keinerlei Immunität besteht, so dass sich die Krankheit ungehindert ausbreitet. Aufgrund des hohen Grades an internationaler Vernetzung können solche Ausbreitungen ein globales Ausmaß annehmen und in kürzester Zeit Milliarden Menschen bedrohen.

Weil sich Epidemien letztlich auf ein einziges erstes Übertragungsereignis zurückführen lassen, ist jeder Tierkonsum mit einem gewissen Risiko verbunden, den weltweiten Ausbruch einer Epidemie bzw. einer Pandemie auszulösen. Der Konsument bringt daher im Falle einer Ansteckung nicht nur sich selbst, sondern letztlich auch zahllose andere Menschen in

Gefahr. Abhängig davon, wie hoch der Entwicklungsstand von Therapiemethoden und Impfstoffen ist, können die Krankheiten endemisch werden und über Generationen hinweg Schaden anrichten. Es stellt sich hier deshalb erneut die Frage, ob womöglich eine Verletzung von Individualrechten vorliegt. Schließlich werden andere Menschen durch den Tierkonsum einem gewissen Risiko ausgesetzt, von einem potentiell hochgefährlichen Virus infiziert zu werden.

An dieser Stelle ist zu bemerken, dass von den Wildtieren vermutlich eine größere Gefahr ausgeht als von den üblichen Nutztieren. Der Verkauf und Verzehr von Wildtieren wie in den erwähnten »Wet Markets«, die es auch in der westlichen Hemisphäre gibt, ist besonders problematisch. Bereits 2006 wurde das entsprechende Risiko von verschiedenen Forschungsgruppen entdeckt und untersucht. Die Ansammlung von Menschen und Wildtieren auf engstem Raum begünstigt die Übertragung, Verbreitung und Mutation zoonotischer Viren stark. Auch Covid-19 nahm seinen Anfang mutmaßlich auf einem solchen Markt.

Krankheitserregende Viren finden ihren Weg zum Menschen jedoch nicht nur über Wildtiere. Der Rinderwahn oder die Schweinegrippe etwa bilden Gegenbeispiele. Der gegenwärtige Tierkonsum erhöht das Übertragungsrisiko auch aufgrund der gewaltigen Anzahl an Schlachttieren, die einen historischen Höchststand erreicht hat. Je mehr Tiere auf engem Raum gehalten werden, desto höher wird auch das kumulierte Risiko, dass virale Übertragungen stattfinden. Die Massentierhaltung verursacht den Tieren permanenten Stress, was ihr Immunsystem schwächt. Auch Viren, die ursprünglich von Wildtieren ausgingen, nehmen nicht selten einen Umweg über die Nutztiere, bevor sie auf den Menschen überspringen. Die Welternährungsorganisation und das U. S. National Institute of Health warnten bereits 2007 vor den Gefahren, die dieser Übertragungsweg mit sich bringt: Viren haben eine kurze Generationszeit (also jene Zeit, bis sich eine neue Generation von Viren entwickelt hat), und bei einer großen Zahl von Infektionen ist Evolution im Zeitraffer zu beobachten. Je mehr Virus-Generationen in einer auf engstem Raum gehaltenen Tierpopulation entstehen, desto höher ist die Wahrscheinlichkeit, dass sich irgendwann eine Mutation durchsetzt, die eine Übertragung auf den Menschen ermöglicht.

Ist der Konsum von Wildtieren oder »Nutztieren« aus Massentierhaltung vor diesem Risiko-Hintergrund als Verletzung der Rechte anderer Menschen zu sehen? Die Frage, ob und wann Risikoauferlegungen als Rechtsverletzungen eingestuft werden müssen, haben wir im Kapitel III,2 bereits angesprochen. Für die Beurteilung der risikoethischen Rechtsverletzung schlugen wir zwei Kriterien vor, die zentral zu sein scheinen – einerseits, wie hoch das auferlegte Risiko ist, und andererseits, mit welchem Grund das Risiko auferlegt wird. Je geringer das auferlegte Risiko und je gewichtiger der Grund für die Auferlegung, desto eher ist die entsprechende Handlung zulässig.

Das Potential, eine Pandemie und Millionen Todesopfer zu verursachen, könnte das Kriterium des Risikoausmaßes durchaus erfüllen. Die Schadenswahrscheinlichkeiten, die insbesondere mit der Massentierhaltung verbunden sind, wurden empirisch zwar noch nicht genau ermittelt. Das Hedging-Prinzip verbietet es aber, von einseitig optimistischen Annahmen auszugehen.

In Bezug auf das zweite Kriterium ist der Fall klarer: Die Ernährung ist für die Gesundheit und das Wohl aller Menschen natürlich von fundamentaler Bedeutung. Entsprechend könnte der Eindruck entstehen, dass das auch für den Fleischkonsum gilt, der uns wichtige Nährstoffe liefert. Wissenschaftlich ist jedoch hinreichend belegt, dass der Fleischkonsum in allen entwickelten Ländern weit über dem gesundheitlichen Optimum liegt. Würde der Fleischkonsum – durch die Abschaffung der Massentierhaltung – reduziert und der Verzehr von Wildtieren gänzlich eingestellt, könnte das Pandemierisiko deutlich verringert werden, ohne dass dabei gesundheitliche Nachteile entstünden. Der Grund, diese Reduktion nicht einzuleiten, hat deshalb vorrangig mit Genuss, Gewöhnung oder mit Lobby-Interessen zu tun – und scheint damit in keinem vernünftigen Verhältnis zum Pandemierisiko zu stehen. Das lässt den Schluss zu, dass die Massentierhaltung und die Nutzung von Wildtieren menschenrechtlich problematisch sind.

Klimarisiken, Klimaskepsis und Entscheidungstheorie

Die Massentierhaltung stellt einen ethischen Synergie- und Hebelpunkt dar. Nicht nur gehen von ihr Pandemierisiken aus, sie ist auch eine tierethische Katastrophe und erhöht außerdem das Risiko der Worst-Case-Szenarien im Klimabereich, wo sich eine weitere Katastrophe abzeichnet. Nach der Katastrophe ist vor der Katastrophe, und es wäre verkürzt, wollten wir den Blick nur auf Pandemierisiken richten. Nachfolgend geht es uns darum, anhand einer hypothetischen Debatte mit Klimaskeptikern aufzuzeigen, inwieweit der Vorrang der Praxis und das Hedging-Prinzip im öffentlichen Diskurs oft unberücksichtigt bleiben.

In den relevanten Wissenschaftsbereichen findet man sehr wenige Klimaskeptiker. Um des Arguments willen können wir aber annehmen, es stünde in Bezug auf die Frage des menschengemachten Klimawandels in der wissenschaftlichen Gemeinschaft 50 zu 50. Der Unterschied zwischen den beiden Lagern beruht auf einer Überzeugung, die natürliche Prozesse und deren Ursache betrifft. Die Klimaskeptiker glauben, der Klimawandel existiere nicht, die Gegenseite widerspricht. Die

Klimaskeptiker sind der Meinung, in einer Welt ohne Klimawandel zu leben, die Gegenseite behauptet das Gegenteil. Aufgrund dieser Überzeugungen vergegenwärtigen sich beide ihre je optimale praktische Reaktion auf die natürlichen Prozesse bzw. Tatsachen in der Welt.

natürliche Tatsache	**optimale Reaktion**
Klimawandel existiert	umfassende Klimapolitik
Klimawandel existiert nicht	keine Klimapolitik

In der Frage, was genau nun den Tatsachen entspricht, finden die beiden Lager keinen Konsens. Spätestens an dieser Stelle muss – für beide Lager gleichermaßen – die Frage aufkommen: Was, wenn wir falsch liegen? Wie sieht die Risikoabwägung aus, und wie können wir uns bestmöglich absichern? Statt weiter über die Tatsachen zu streiten, wäre der Blick auf die bestehende Unsicherheit und die gesellschaftlich-praktische Entscheidungssituation zu richten. In diesem Fall sind nicht nur zwei mögliche Zukunftsszenarien zu berücksichtigen, sondern – grob vereinfacht – vier, die sich jeweils aus der Kombination der möglichen Tatsachen mit unseren möglichen Reaktionen zusammensetzen:

	Klimamaßnahmen werden ergriffen	**keine Klimamaßnahmen werden ergriffen**
Klimawandel existiert nicht	ökonomischer Schaden (durch Maßnahmen)	kein Verlust
Klimawandel existiert	ökonomischer Schaden (durch Maßnahmen)	gewaltiger ökonomischer, sozialer, politischer und gesundheitlicher Schaden

Der Streit um die Tatsachen stellt einen Streit um die Zeilen in dieser Entscheidungsmatrix dar – »Klimawandel existiert« gegen »Klimawandel existiert nicht«. Unsere Entscheidungssituation besteht aber in der Frage, welche Spalten wir wählen sollen – Klimamaßnahmen: ja oder nein?

Je nach Position wird jeweils in einer der beiden Zeilen gedacht. Stattdessen wäre aber vorrangig zu fragen, ob die Handlungsoption (Spalte) »Klimamaßnahmen« oder »keine Klimamaßnahmen« vorzuziehen ist. Mit der ersteren haben wir in beiden Szenarien (Zeilen) einen gewissen ökonomischen Schaden bzw. Kosten zu tragen; in der letzteren riskieren wir einen gewaltigen gesellschaftlichen Schaden, bewahren uns aber auch die Chance, gar keinen Verlust zu verbuchen. In dieser Perspektive wird klar, dass es vernünftig ist, sich mit der Option »Klimamaßnahmen« gegen das Worst-Case-Szenario abzusichern: Das Szenario droht nämlich nur dann Realität zu werden, wenn wir die Option »keine Klimamaßnahmen« wählen. In diesem entscheidenden Punkt wäre ein Konsens zwischen den Klimaskeptikern und den Vertretern der wissenschaftlichen Mehrheitsmeinung möglich.

Auch wenn man von den Klimaskeptikern absieht, mindert sich die Relevanz eines von Praxis-Vorrang und Hedging geprägten Ansatzes nicht. Unter Forschern, die den anthropogenen Klimawandel als Tatsache anerkennen, können unterschiedliche Meinungen darüber bestehen, welche Schadensfolgen wie wahrscheinlich sind. Oder sie können sich über die Wahrscheinlichkeiten einig sein, die unterschiedlichen Schadensszenarien bzw. -potentialen des Klimawandels zukommen. Katastrophale Szenarien bestehen etwa darin, dass die Erwärmung 10 °C übersteigt, was mehr als 50 % der Menschen zur Migration zwingen würde und die Staaten dieser Erde vermutlich kollabieren ließe.

Wiederum gilt, dass vorrangig die Spalten diskutiert wer-

	schwache Klimamaßnahmen werden ergriffen	mittlere Klimamaßnahmen werden ergriffen	starke Klimamaßnahmen werden ergriffen
Klimawandel hat geringes Schadenspotential	geringer ökonomischer Schaden (durch Maßnahmen)	mittlerer ökonomischer Schaden (durch Maßnahmen)	hoher ökonomischer Schaden (durch Maßnahmen)
Klimawandel hat mittleres Schadenspotential	geringer ökonomischer Schaden (durch Maßnahmen) und mittlere Klimafolgen	mittlerer ökonomischer Schaden (durch Maßnahmen)	hoher ökonomischer Schaden (durch Maßnahmen)
Klimawandel hat katastrophales Schadenspotential	geringer ökonomischer Schaden (durch Maßnahmen) und katastrophale Klimafolgen	mittlerer ökonomischer Schaden (durch Maßnahmen) und katastrophale Klimafolgen	hoher ökonomischer Schaden (durch Maßnahmen)

den müssen. Selbst wenn die Wahrscheinlichkeiten zum Beispiel so verteilt sind, dass auf das »katastrophale Schadenspotential« nur 10 % entfallen, während das »geringe« und »mittlere Schadenspotential« je zu 45 % wahrscheinlich sind, erscheint die Option »starke Klimamaßnahmen« als die einzig vernünftige. Ist die drohende Katastrophe hinreichend verheerend, könnte dies auch dann noch gelten, wenn auf das »katastrophale Schadenspotential« eine Wahrscheinlichkeit von lediglich 1 % oder weniger entfällt. Mit anderen Worten: Wir mögen geneigt sein, die wahrscheinlichsten Szenarien besonders zu beachten. Mindestens so wichtig ist es aber, den Blick auf die schlimmsten Szenarien zu richten, selbst wenn ihre Eintrittswahrscheinlichkeit gering ist.

Dieses Prinzip legt uns nicht auf eine fanatische Risikoreduktion fest. Nicht jedes noch so abwegige Szenario muss ernst genommen werden. Katastrophenszenarien, die mit einer – vergleichsweise hohen – Wahrscheinlichkeit von 1 % oder auch 0,1 % eintreten, können allerdings nicht plausibel als abwegig eingestuft werden. Im Einzelfall ist es an unserer Vorstellungs- und Urteilskraft, zu prüfen, welche Risikowerte wir im Rahmen einer kohärenten Risikopraxis verantworten können. Entscheidungsmatrizen liefern uns eine Hilfestellung bei der Konzeptualisierung der zu beurteilenden Entscheidungssituation.

KI-Katastrophenrisiken: Science-Fiction?

Während der Corona-Krise melden sich KI-Risikoskeptiker gelegentlich wie folgt zu Wort: »Interessant, wie die KI-Katastrophenpropheten plötzlich verstummt sind – es gab dann wohl doch wichtigere Themen!« Der Befund mag stimmen oder auch nicht. Interessanter ist die Frage, warum die gegenwärtige Katastrophe offenbar nicht ausgereicht hat, zu weitergefasstem Nachdenken anzuregen: Vielleicht könnte es sich ja lohnen, »Katastrophenpropheten« ernst zu nehmen?[15]

Den Rat eines Katastrophenpropheten hätte auch René Descartes beherzigen sollen. Als er im 17. Jahrhundert die Frage untersuchte, ob und inwieweit Tiere über ein Bewusstsein und Leidensfähigkeit verfügen, kam er zu einem negativen Ergebnis: Ein gequälter Hund, der vor Schmerzen jault, empfindet ebenso wenig Schmerz wie eine Orgel, wenn man ihre Tasten drückt. Descartes war der Meinung, Bewusstsein sei ein Seelenphänomen und nur Menschen seien beseelt. Diese Position in der Philosophie des Geistes veranlasste ihn, die Vivisektion (also den experimentellen Eingriff am lebenden Tier) für unproblematisch und Tierschutz für unnötig zu halten. Doch auch Descartes hätte sich fragen sollen: Was wäre, wenn ich falsch liege? Das ist nicht das *Cogito*, hier bin ich nicht unfehlbar. Wie schlimm wäre es, sollte ich mich irren? Und wie könnte ich mich gegen einen Irrtum absichern?

Wenn Descartes falsch liegt, Tiere also doch leiden können, dann entstehen bei der schrankenlosen Nutzung von Tieren Unmengen an Leid – und das wäre eine moralische Katastrophe.[16] Es wäre also vorteilhaft gewesen, hätte sich hier eine Katastrophenprophetenstimme erhoben und gesagt: Du brauchst eine Risikoepistemologie der Philosophie des Geistes, denn Deine Position ist nicht risikofrei. Hätte Descartes dann das Hedging-Prinzip beherzigt, hätte er eine tierethische Katastrophe vermeiden können, ohne dabei die Ansicht aufgeben zu müssen, Tiere seien (höchstwahrscheinlich) seelenlos und leidensunfähig. Selbst wenn die Wahrscheinlichkeit gering wäre, dass Tiere leiden können, sollten sie aus Gründen der Risikoabsicherung nie unnötig geschädigt werden. Auf dieser Grundlage allein hätte sich Descartes vernünftig für Tierschutznormen aussprechen können.

400 Jahre nach Descartes' risikoethischem Fehler existieren Kakerlaken- und Mäuse-Cyborgs, deren Gehirne mit Siliciumchips bestückt sind. Die Tiere können frei ihr natürliches Verhalten zeigen oder aber drahtlos ferngesteuert werden (durch menschliche Gedankenkraft, deren neurobiologische Signale abgegriffen werden). Mit dem Philosophen David Chalmers können wir im Gedankenexperiment einen Schritt weitergehen. Wir stellen uns vor, dass eine Nervenzelle nach der anderen durch einen Computerchip ersetzt wird, bis das »Gehirn« der Maus vollständig zum Computer geworden ist. Was würde in diesem Prozess geschehen? Würden ihre Leidempfindun-

gen graduell schwächer und »blasser«, obwohl ihr Leidverhalten unverändert wäre? Oder würde das Bewusstsein ab einem bestimmten Punkt plötzlich erlöschen, vielleicht in dem Moment, wenn genau 50 % der Nervenzellen durch Computerchips ersetzt worden sind? Am plausibelsten findet Chalmers die dritte Option, dass (insoweit die Computerchips das natürliche Verhalten der Maus nicht verändern) das Bewusstsein erhalten bleibt.

Gegen die These, dass Maschinen über Bewusstsein und Leidensfähigkeit verfügen können, sind gewichtige Einwände erhoben worden. Nehmen wir an, wir wären uns aufgrund dieser Einwände 90 % oder gar 99 % sicher, dass Maschinen kein Bewusstsein und damit keine Leidensfähigkeit ausbilden werden. Selbst in diesem Fall dürfen wir das entsprechende Risiko nicht ignorieren. Es gilt, die gefährlichen Szenarien in den Blick und ernst zu nehmen – selbst dann, wenn ihre Eintrittswahrscheinlichkeit gering sein sollte. Wir dürfen Descartes' Fehler nicht wiederholen.

Neben dem Bewusstsein ist die Eigenschaft einer funktional definierten Intelligenz maschinenethisch besonders relevant. Sie bezeichnet die Fähigkeit, Probleme zu lösen und (in variierenden Kontexten) Ziele zu erreichen. Diese Fähigkeit erfordert an sich keinerlei subjektives Bewusstsein bzw. Verständnis des zu lösenden Problems.

Künstliche Intelligenz hat in engen, gut erprobten Anwendungsbereichen das menschliche Niveau zum Teil bereits überflügelt oder wird es in absehbarer Zeit tun (etwa: Brett- und Videospiele, Bilderkennung und Bereiche der medizinischen Diagnostik, selbstgesteuerte Fahrzeuge). Ein sorgfältiger Einsatz dieser Technologien hat ethisches Potential (etwa: weniger Unfälle im Straßenverkehr und weniger Fehler in der medizinischen Diagnostik und Therapie). In komplexen Systemen, wo viele Algorithmen mit hoher Geschwindigkeit interagieren, besteht jedoch auch ein erhöhtes Risiko, dass KI-Anwendungen systemisch fehlschlagen oder missbraucht werden (etwa im Finanzmarkt oder bei manchen militärischen Anwendungen – es wird zum Beispiel an komplexen Methoden geforscht, die teils computergesteuerten Nukleararsenale entsprechend bewaffneter Staaten zu hacken). Uns droht ein KI-Wettrüsten, das die Sicherheit der Technologieentwicklung ihrem Tempo opfert und die Deadline für die Philosophie näher rücken lässt.

Die offenen KI-ethischen Fragen müssen nämlich im Voraus geklärt werden, allen voran die Frage, welche Ziele bzw. ethischen Werte und Regeln KI-Algorithmen einprogrammiert werden sollen und wie technisch sichergestellt werden kann, dass diese Ziele stabil bleiben und nicht manipulierbar sind. Bei selbstgesteuerten Fahrzeugen stellt sich etwa das Problem, wie der Algorithmus entscheiden soll, falls ein Zusammenstoß mit mehreren Fußgängern nur vermieden werden kann, indem der Autoinsasse gefährdet wird. Weiterhin ist zu erforschen, wie das Risiko minimiert werden kann, dass die Algorithmen selbstfahrender Autos systemisch versagen oder gehackt werden. Man stelle sich vor, zahllose Wagen würden simultan gehackt und gegen eine Wand gefahren oder dazu verwendet, die Verkehrsknotenpunkte einer Millionenstadt lahmzulegen. Risikoanalysen haben nämlich aufgezeigt, dass erstaunlich wenige Wagen gehackt werden müssen, um die inneren Versorgungswege – etwa die medizinischen – einer Stadt wie New York City zu blockieren. Auch gezeigt wurde, dass die teilautonomen Fahrzeuge, die gegenwärtig im Umlauf sind, sehr leicht gehackt werden können. Hier sind die Ordnungsepistemologie bzw. die Ordnungsethik gefragt, die wir in Kapitel II,3 erwähnt haben: Es bestehen starke Anreize zur Produktion von Wissen darüber, wie KI-Technologie möglichst schnell zur Anwendung gebracht werden kann. Viel schwächer sind dagegen die Anreize zur KI-Sicherheitsforschung. Wer als Einziger die Sicherheit priorisiert, hat am Markt einen Nachteil. Hier ist der Staat gefordert, das Kooperationsproblem zu lösen und das öffentliche Gut der technologischen Sicherheit herzustellen, indem er den Marktteilnehmern geeignete Anreize setzt.

Mittelfristig werden es die Resultate der KI-Forschung ermöglichen, mehr und mehr menschliche Arbeit von Maschinen erledigen zu lassen. Ökonomen aus Harvard und Oxford prognostizieren, dass die zunehmende Automatisierung bereits innerhalb der nächsten 20 Jahre zu einer massiven Erhöhung der Arbeitslosigkeit auf bis zu 40 % und mehr führen könnte. Sie tun dies durchaus im Bewusstsein, dass sich ähnliche Prognosen in der Vergangenheit nicht bewahrheitet haben, denn die aktuellen Entwicklungen könnten von neuartiger Qualität sein. Es wäre unverantwortlich, die Augen vor der Möglichkeit zu verschließen, dass die Prognosen zutreffen. Auch hier gilt das Prinzip der Risikoabsicherung: Wir sollten uns ernsthaft darauf vorbereiten, dass KI-Risikoszenarien Realität werden – selbst dann, wenn wir ihre Eintrittswahrscheinlichkeit für gering halten.

Die überwiegende Mehrzahl der in Studien befragten KI-Experten hält es für wahrscheinlich, dass noch in diesem Jahrhundert KIs entwickelt werden, deren Intelligenz die menschliche in allen Bereichen übertrifft. Angesichts der Tatsache, dass sich KIs immer öfter selbst optimieren – nicht selten exponentiell –, liegt eine »Intelligenzexplosion« zumindest im Bereich des Möglichen. Sollte es uns gelingen, eine Software zu entwickeln, die nur wenig intelligenter ist als wir, könnte diese eine Software entwickeln, die etwas intelligenter ist als sie selbst – usw. usw. Intelligenz im funktionalen Sinn gewährleistet jedoch mitnichten gesunden Menschenverstand und Ethik. Die Ziele Künstlicher Intelligenzen können – abhängig von der Software – alles Mögliche zum Gegenstand haben, denn menschliche, ethische Ziele stellen nur eine winzige Teilmenge aller prinzipiell möglichen Ziele dar.

Sollte uns die Formalisierung und algorithmische Implementierung ethischer Ziele nicht gelingen, droht uns womöglich ein Katastrophenszenario, wenn KIs übermenschliches Niveau erreichen. Schließlich spielt unsere eigene Spezies in der evolutionären Tierwelt vor allem deshalb eine dominante, nicht selten auch zerstörerische Rolle, weil sie über die am höchsten entwickelte Intelligenz verfügt. Nun ist es – wie erwähnt – nach der Einschätzung der meisten KI-Experten aber wahrscheinlich, dass bis zum Ende des Jahrhunderts KIs entwickelt werden, deren funktionale Intelligenz sich zu der unseren so verhält wie die unsere zu jener der Schimpansen. Was dann geschieht, hinge davon ab, ob sich die KI-Systeme hinreichend genau nach dem richten, worauf es uns Menschen wirklich ankommt.

Trotz der unmittelbaren Relevanz der KI-Thematik und der Frage, was längerfristig auf dem Spiel steht, werden risiko- und katastrophenethische Erwägungen zur KI-Sicherheit gesellschaftlich-politisch stark vernachlässigt, ja werden oft als Science-Fiction abgetan. Wir dürfen nicht den Fehler machen, die oft exponentiellen KI-Dynamiken so zu unterschätzen, wie wir die Dynamik der gegenwärtigen Pandemie unterschätzt haben. In jedem Fall sollten wir uns gesellschaftlich gegen die möglichen KI-Katastrophen absichern, und zwar selbst dann, wenn wir den Science-Fiction-Einwand – im Widerspruch zur Mehrzahl der technischen Experten – für plausibel halten.

2 Über Philosophie in Echtzeit

Der Gedanke einer Philosophie in Echtzeit schwang in unserem Essay an vielen Stellen mit. Eine solche Philosophie ist, wie eingangs erläutert, immer dann notwendig, wenn wir es mit philosophischen und wissenschaftlichen Problemen zu tun haben, die eine kurze Deadline aufweisen und in einem dynamischen Umfeld entstehen. Drohende und aktuelle Katastrophen stellen typische Kontexte dar, in denen Philosophie in Echtzeit gefragt ist.

Abschließend wollen wir die zentralen normativen Überlegungen, die wir zur Philosophie in Echtzeit vorgebracht bzw. angewandt haben, noch einmal auf den Punkt bringen.

1. Vermeide es, in Echtzeit philosophieren zu müssen. Denke lieber auf Vorrat.

Ideale Philosophie und Wissenschaft benötigt Zeit zum Nachdenken und qualitativ möglichst hochwertige Informationen. Wir sollten es deshalb vermeiden, mit kurzen Deadlines philosophieren zu müssen, weil dann Zeit und eventuell auch hochwertiges Datenmaterial nicht in angemessener Weise zugänglich sind. Besonders im Kontext möglicher Katastrophen sind »philosophische Hamsterkäufe« sinnvoll. Hier sollten wir auf Vorrat denken, wenn dies möglich ist.

Auch wenn Deadlines in wichtigen philosophischen Fragen weit in der Zukunft liegen – oder dies nur zu tun scheinen, auch hier besteht ein Risiko –, wenn wir also noch nicht in Echtzeit denken müssen, sollten wir keine Zeit unnötig verstreichen lassen. Andernfalls finden wir uns früher oder später in einer Situation wieder, in der Philosophie in Echtzeit unausweichlich geworden ist.

2. Vermeide Philosophie und Wissenschaft in Echtzeit vor allem dort, wo viel auf dem Spiel steht.

Wenn sich Philosophie in Echtzeit nicht immer und in allen Fragen vermeiden lässt, dann sollten wir zumindest in jenen Bereichen auf Vorrat denken, die besonders wichtig sind. Das erfordert eine »kognitive Triage« bei der Auswahl der Problemstellungen. Welche offenen Fragen sind besonders wichtig und dringend? Welche können – und müssen – warten? Naturgemäß nehmen Fragen, die mit Katastrophenrisiken zu tun haben, einen hohen Stellenwert ein.

3. *Diversifiziere Deinen Denkvorrat.*
Wenn wir Denkvorräte anlegen, dann sollten wir nicht alles auf eine Karte setzen. Auch wenn Frage A wichtiger ist als Frage B, kann es sich lohnen, einen Teil der Denkzeit in die Diskussion beider Fragen zu investieren, da der Grenznutzen (also der Nutzen einer weiteren Zeiteinheit) des Nachdenkens über Frage A ab einem bestimmten Punkt unter den Grenznutzen des Nachdenkens über Frage B fällt.

4. *Rufe auf Vorrat gedachtes Wissen regelmäßig ab und verbreite bzw. diversifiziere es über Köpfe, Orte und Institutionen.*
Auf Vorrat gedachtes Wissen muss regelmäßig abgerufen werden, damit es nicht verfällt. Außerdem sollten wir nicht riskieren, dass wichtiges Wissen nur bei einzelnen Personen, an einzelnen Orten oder in einzelnen Institutionen abgelegt wird. Es könnte einer Gesellschaft dann leicht verlorengehen.

5. *Sorge für den Fall vor, dass sich Philosophie in Echtzeit nicht vermeiden lässt. Triff individuelle und institutionelle Vorkehrungen, um Fehlerquellen auszuschalten.*
In der aktuellen Krise wurden besonders bei der Einschätzung von Risiken und in der normativen Urteilsbildung Fehler gemacht. Ihnen kann durch institutionelle Regeln (z. B. für den Umgang mit Expertise) und durch Schärfung der individuellen Urteilskraft entgegengewirkt werden, damit Philosophie in Echtzeit bestmöglich funktioniert.

6. Sorge dafür, dass Informationen in Echtzeit zur Verfügung stehen.
In der aktuellen Krise lagen und liegen wichtige Informationen nur zeitverzögert oder gar nicht vor, was die Qualität der Entscheidungen beeinträchtigt hat. Dies sollte mit Hilfe einer effizienteren Informationsbeschaffung und -übermittlung verhindert werden, die ohne weiteres möglich wäre. Die Ordnungsepistemologie, die die institutionellen Bedingungen erfolgreicher Wissensgenerierung und -weitergabe untersucht, ist hier von besonderer Bedeutung.

7. Gib der Praxis Vorrang.
Wenn der Ernstfall droht oder eingetreten ist und wichtige philosophische und wissenschaftliche Probleme in Echtzeit zu lösen sind, ist der richtige Fokus essentiell. Weil Entscheidungen von höchster Wichtigkeit zu treffen sind, hat die Praxis Vorrang – praktische Fragen und Maßstäbe praktischer Rationalität sind ausschlaggebend. Dabei müssen wir auch dann mit den besten verfügbaren Informationen arbeiten, wenn sie weniger verlässlich sind, als wir dies unter normalen Umständen akzeptieren würden.

8. Versuche durch kluge Entscheidungen, möglichst viel Zeit zu gewinnen und möglichst viele Optionen offenzuhalten.
Manchmal ist es möglich, das Geschehen durch eine kluge Entscheidung zu verlangsamen, um Zeit zu gewinnen und Optionen offenzuhalten. Im Fall der Covid-19-Krise hatte der Shutdown diese Funktion. So gewannen wir als Gesellschaft Zeit, über die weiteren Entscheidungen nachzudenken, und konnten es vermeiden, uns irreversibel auf eine schnelle und gefährliche Durchseuchung der Bevölkerung festzulegen. In jeder Echtzeit-Situation sollte ein entsprechender Spielzug immer wieder bedacht und geprüft werden.

9. »Triagiere« die philosophischen und wissenschaftlichen Fragestellungen bzw. setze Deine Kapazitäten möglichst gewinnbringend ein.

Was für das Denken auf Vorrat gilt – sofern eine Katastrophe droht und die Zeitressourcen bereits knapp sind –, gilt erst recht für das Denken in Echtzeit: Wenn Probleme in Echtzeit zu beantworten sind, muss die Aufmerksamkeit der Mitwirkenden sich schnell und zuverlässig auf die wichtigsten und dringendsten Fragen konzentrieren. Auch hier stehen kognitive Triage-Entscheidungen an. Dabei sind insbesondere die folgenden drei Kriterien zu beachten und Fragestellungen entsprechend zu priorisieren: 1. Was bzw. wie viel steht bei einer Frage auf dem Spiel, wie entscheidend ist sie? 2. Ist die Frage in der gegebenen Zeit – vermutlich – hinreichend lösbar? 3. Wurde die Untersuchung der Frage vernachlässigt bzw. wird sie wahrscheinlich vernachlässigt, wenn ich meine Ressourcen anders einsetze?[17]

10. Versuche, durch kluge Kooperationsformen komparative Vorteile zu nutzen.

Schließlich muss die Zusammenarbeit möglichst effizient gestaltet werden. Dazu ist es besonders wichtig, personelle Ressourcen effizient zu kanalisieren. Das Gesetz komparativer Vorteile ist in diesem Zusammenhang einschlägig: Jede Person sollte eine Denkarbeit dann ausführen, wenn sie die Arbeit zu den geringsten Opportunitätskosten ausführen kann, d.h. wenn die übrigen Personen dieselbe Arbeit (durch den Verzicht auf andere Arbeiten) teurer bezahlen müssten.

Die vorgestellten Thesen sind auch unter anderen Umständen nicht irrelevant. Unter Bedingungen, die Philosophie und Wissenschaft in Echtzeit erfordern, sind sie jedoch essentiell. Es ist an uns, die möglichen Katastrophen von morgen bereits heute zu erkennen – und uns gegen sie abzusichern. Am besten lassen wir sie gar nicht erst Realität werden.

Anmerkungen

1 Es geht uns an dieser Stelle nicht um das Für und Wider der privaten Philanthropie der Superreichen, doch wir wollen nicht unerwähnt lassen, dass Gates' Milliarden, wären sie in der Hand des amerikanischen Staates, unter anderem militärische Aktivitäten finanziert hätten. Ebenso wenig wäre das Geld in angemessene Pandemieprävention oder an die WHO geflossen. (Die Abhängigkeit der WHO von Privatspenden ist den Staaten anzulasten, nicht den Privatspendern. Höchst unklar ist zudem, ob die Staaten als WHO-Geldgeber im Schnitt einen wissenschaftlich und ethisch kompetenteren Einfluss auf die WHO ausüben als Private.) Auch bei der Ausrottung der Pockenkrankheit in den 1970er-Jahren – dem größten Public-Health-Erfolg der Geschichte – spielte die private Philanthropie eine zentrale Rolle. Allein im 20. Jahrhundert verstarben mehr als 300 Millionen Menschen an der Pockenkrankheit, seit der Ausrottung konnten über 100 Millionen gerettet werden, die andernfalls an ihr gestorben wären.

2 Für die Risikoethik besonders interessant sind Situationen, in denen mit sehr tiefer Wahrscheinlichkeit ein sehr hohes Schadensausmaß resultiert. Man mag geneigt sein, eine 0,1%-Wahrscheinlichkeit des Eintritts eines katastrophalen Ereignisses für gering zu halten. Bezüglich individueller Risiken hat das eine gewisse Berechtigung: Angenommen, es verbleiben einem im Leben noch 50 Jahre, d.h. gerundete 20 000 Tage. Ein Todesrisiko von 0,1% bzw. 1/1000 würde im Erwartungswert einen Verlust von 20 000/1000 = 20 Lebenstagen ergeben. Ein Fallschirmsprung ist mit einem Todesrisiko von 1/100 000 verbunden, was einen Erwartungsverlust von 20 000/100 000 = 0,2 Lebenstagen = ca. 5 Stunden ergibt. Für einen Fallschirmsprung 5 Stunden an Lebenserwartung zu opfern, kann sich eigennützig sehr lohnen. (Nach 100 Fallschirmsprüngen wäre ein kumuliertes Todesrisiko von rund 0,1% erreicht.) Anders sieht es aber aus, wenn man einen altruistischen Nutzen bzw. Schaden einbezieht: Wenn unser Fallschirmspringer (partiell) altruistische Präferenzen hat und zum Beispiel jährlich 4000 Euro an Malariaprävention spendet, rettet er

– wie die Gesundheitsökonomie nachgewiesen hat – jedes Jahr zwei Leben. Wenn wir für diese Leben auch je 20 000 verbleibende Lebenstage veranschlagen, sind das bei einer Spendentätigkeit von 50 Jahren in der Summe 100 × 20 000 = 2 000 000 gerettete Lebenstage. Ein Fallschirmsprung setzt dann auch diese 2 000 000 Tage aufs Spiel. Plötzlich stehen dem kurzen Fallschirmsprung nicht mehr 5 Stunden Lebenszeit, sondern 2 000 000/100 000 = 20 Tage = ca. 500 Stunden Lebenszeit gegenüber, so dass er sich wohl nicht mehr lohnt. Mit anderen Worten: Altruisten haben guten Grund, Todesrisiken anders zu bewerten als Egoisten. Das gilt natürlich auch dann, wenn man populationsbezogene Risiken in den Blick nimmt: Wenn ein Virus mit einer Todesrate von 0,1 % eine Insel erfasst, auf der 1000 Menschen leben, ist ein Todesfall zu erwarten. Erfasst dasselbe Virus dagegen einen Kontinent mit einer Milliarde Bewohnern, werden eine Million Tote resultieren. Das zeigt, dass die individuelle Zumutbarkeit eines Risikos (die auf der Insel und auf dem Kontinent gleich ist) nicht alles sein kann, was zählt. Die Minimierung der aufgerechneten Schäden ist – innerhalb der Schranken, die individuelle Ansprüche setzen – ethisch höchst bedeutsam.

3 Wäre das Spiel so geartet, dass wir eine Million erhalten, wenn wir korrekt auf »fair« tippen, aber nur 100 Euro, wenn wir mit »gezinkt« richtig liegen, dann müssten wir etwa auch dann auf »fair« tippen, wenn die Erfolgswahrscheinlichkeit nur 5 % betrüge, d. h. wenn es 95 % wahrscheinlich wäre, dass die Münze gezinkt ist.

4 Man kann hier zu bedenken geben, dass sich an den Normen der theoretisch-wissenschaftlichen Rationalität nichts ändere, denen es darum gehe, Wahrscheinlichkeiten korrekt einzuschätzen. Die Normen der praktischen Rationalität greifen erst, wenn wir mit einer (von der Einschätzung von Wahrscheinlichkeiten verschiedenen) Entscheidungsfrage konfrontiert sind. Das mag zutreffen, lässt den Punkt aber unberührt, dass wir uns in praktischen Kontexten nicht einfach nach den ermittelten Wahrscheinlichkeiten richten können, so dass wir erst handeln, wenn wir etwa eine 95 %-Gewissheit erreicht haben, und uns andernfalls »enthalten«. Ein »Gewissheitsbias« dieser Art scheint gerade unter Personen verbreitet, die das

empirisch-wissenschaftliche Denken – völlig zu Recht – sehr ernst nehmen.

5 In diesem Zusammenhang sei auf den jährlichen Prognosencheck der Gesellschaft zur wissenschaftlichen Untersuchung von Parawissenschaften (GWUP) hingewiesen, die Prophezeiungen dieser Art sammelt und am Jahresende auf ihre Korrektheit hin auswertet.

6 Auf das Problem der Expertenuneinigkeit kommen wir im Kapitel II,3 zu sprechen.

7 Eine (Teil-)Immunität aufgrund der Vertrautheit mit anderen Coronaviren ist nicht auszuschließen, derzeit aber nicht belegt.

8 Die Psychologen Daniel Kahneman und Amos Tversky konnten bereits vor 50 Jahren zeigen, dass sich wissenschaftliche Psychologinnen und Psychologen, die also von Berufs wegen über gute Statistikkenntnisse verfügen müssen, in statistischen Fragen häufig drastisch verschätzen, wenn sie die Fragen intuitiv beurteilen mussten. Aus dieser Erkenntnis entstand das einflussreiche Forschungsprogramm der *Heuristics and Biases*, das viele angrenzende Wissenschaftsbereiche – allen voran die Wirtschaftswissenschaft – geprägt hat.

9 Dasselbe gilt grundsätzlich für die infektionsbedingten Todesfälle. Auch hier könnte es eine Dunkelziffer geben, was wir im Folgenden aber vernachlässigen. Italienische Zahlen zur Überschussmortalität im Vergleich mit den Vorjahren legen allerdings nahe, dass bis zu viermal mehr Menschen an Covid-19 gestorben sein könnten, als die offiziellen Statistiken bisher erfasst haben.

10 Unsere Berechnung nimmt hier vereinfachend an, dass die Intensivpatienten im Schnitt einen Monat auf der Station verbleiben. Dieser Wert ist zu hoch bzw. pessimistisch, wirkt aber der höchst unrealistischen, optimistischen Annahme entgegen, dass der Patientenzustrom linear verlaufen würde. Fermi-Kalkulationen sind oft erstaunlich akkurat, weil sich die fehlerhaften Annahmen gegenseitig aufheben.

11 Der Schutz der Risikogruppen ist also zunächst ein Angebot, erhöht damit den Freiheitsspielraum und dient nicht der Isolierung, im Gegenteil: Filtermasken etwa wirken der Isolierung gerade entgegen. Sollte eine Katastrophe auf den Intensivstationen aber hinreichend

absehbar werden, so ist es auch in liberaler Perspektive legitim, aus dem Schutzangebot eine Pflicht zu machen. Denn wer sich in dieser Situation nicht schützt – zumal wenn er ein besonderes Risiko trägt – erhöht im Falle einer Erkrankung die Überlastung der Krankenhäuser. Damit gefährdet er nicht nur sich selbst, sondern auch andere, deren Risiko dann steigt, nicht mehr behandelt werden zu können.

12 Auch diese Praktiken lassen sich allerdings hinterfragen. Durch Verkehrsunfälle sterben allein in Deutschland jedes Jahr über 3000 Menschen und mehr als 70 000 werden schwer verletzt. (Auch im Zusammenhang mit der Covid-19-Pandemie wird die Risikodiskussion leider oft auf die Todesrisiken verengt.) Längst nicht jede Autofahrt bringt so grundlegende individuelle und gesellschaftliche Vorteile mit sich wie die Nutzung der Ambulanz oder der wirtschaftlich essentielle Transport von Gütern und Personen. Außerdem trägt der Verkehr auch substantiell zur Klimakrise bei. Er müsste also durchaus einer kritischen Risikoprüfung unterzogen werden. Dasselbe gilt für unseren Umgang mit der saisonalen Influenza. Um die beträchtliche Anzahl Todesfälle zu senken, die mit ihr verbunden sein können, sollten beispielsweise die Abschaffung des Händedrucks und effektivere Schutzmaßnahmen in Alten- und Pflegeheimen in Betracht gezogen werden.

13 Unter dem katastrophenethischen Vorbehalt, dass sich das Ausmaß der (drohenden) Katastrophe als hinreichend gering bzw. bewältigbar erweist. Andernfalls ist nicht gegeben, dass (freiheits)rechtebasierte Erwägungen gegenüber konsequenzenorientierten vorrangig sind. Empirisch ist dazu entscheidend, wie wahrscheinlich die Worst-Case-Szenarien sind: Es ist nicht ausgeschlossen, dass Herdenimmunität nicht hinreichend aufgebaut werden kann, weil Reinfektionen vorkommen; dass die Risikogruppen trotz großer Anstrengungen nicht hinreichend geschützt werden können; dass es – wie bei der Spanischen Grippe – zu einer zweiten Infektionswelle kommt, die sich aufgrund einer Mutation des Virus viel schlimmer auswirkt; dass auch in zwei, drei Jahren noch kein Impfstoff vorliegt; dass ein erheblicher Anteil der Covid-19-Patienten massive Folgeschäden davontragen; etc.

14 Vgl. Anm. 2: Altruisten haben guten Grund, Todesrisiken anders zu bewerten als Egoisten.

15 Neben den KI-Katastrophenpropheten gibt es auch die KI-Heilspropheten. Epistemisch mag zwischen ihnen eine Symmetrie bestehen: Dass sie mit ihren jeweiligen Prognosen richtig liegen, mag gleichermaßen unwahrscheinlich sein. Praktisch bzw. risikoethisch aber besteht eine Asymmetrie: Worst-Case-Szenarien haben eine normative Qualität, die Best-Case-Szenarien abgeht.

16 Man könnte sich auch normativ unsicher sein, ob und inwieweit Tiere – selbst wenn sie leidensfähig sind – moralisch zählen. Gegen die Möglichkeit eines moralischen Irrtums sollten wir uns auch absichern. Es ist nicht auszuschließen, dass es moralische Katastrophen gibt, die wir (noch) gar nicht als solche erkennen. In historischer Perspektive erscheint das wahrscheinlich – wir wären andernfalls die erste Generation, die sich in keiner wesentlichen moralischen Frage mehr irrt.

17 Die Forderung, Fragestellungen entsprechend zu priorisieren, beschränkt die Freiheit, eigene Forschungsprojekte nach Lust und Laune zu wählen. Die »Normalethik« widerspricht dieser Forderung, doch die »Katastrophenethik« müsste ihr zustimmen (sie ist stärker an den Handlungskonsequenzen orientiert, vgl. Kapitel III,2). Wenn renommierte Metaphysiker in den sozialen Medien proklamieren »To hell with coronavirus, I'm trying to do metaphysics«, ist das ebenso amüsant wie katastrophenethisch problematisch. Wissenschaftspolitisch ist im Katastrophenkontext etwa zu fragen, wie vielen klugen Köpfen die Beschäftigung mit Stringtheorie ermöglicht werden kann, wenn und solange die Impfstoffforschung Jahre (statt Monate) braucht, um gegen neue Viren Impfstoffe zu entwickeln. Der Umstand, dass Impfstoffe nicht bedeutend schneller entwickelt werden können, stellt für die Weltgesellschaft ein hohes Katastrophenrisiko dar. Freilich sind es insbesondere die randomisierten kontrollierten Studien, die naturgemäß viel Zeit erfordern. Wir sollten in den kommenden Dekaden aber Durchbrüche in der einschlägigen Grundlagenforschung anstreben, so dass alle Schritte der Impfstoffentwicklung maximal beschleunigt werden können.

Glossar

2019-nCoV: die vormalige Bezeichnung des neuartigen Coronavirus SARS-CoV-2, das die Erkrankung Covid-19 verursacht.

Basisreproduktionszahl (R_0): die Anzahl der Personen, die eine infizierte Person im Durchschnitt in einer nicht-immunen Bevölkerung ansteckt.

Catch-22 der Prävention: das Problem, dass auch rational erforderliche Präventionsarbeit überflüssig oder mangelhaft erscheinen kann. Solange kein Schaden eintritt, erscheint die Prävention überflüssig; falls dennoch ein Schaden eintritt, erscheint sie mangelhaft, selbst wenn sie völlig angemessen war.

Cocooning: eine Strategie zum Umgang mit der Covid-19-Epidemie, die den besonderen Schutz der Risikogruppen umfasst.

Cogito: erster Grundsatz des Philosophen René Descartes (*Cogito, ergo sum:* Ich denke, also bin ich), wonach das Fundament des Wissens in der Gewissheit besteht, dass man existiert, weil der Zweifel eine Form des Denkens ist und Denken Existenz voraussetzt.

Containment: Eindämmung einer Epidemie.

Coronaviren: eine Virusfamilie, die insbesondere bei Wirbeltieren unterschiedliche Erkrankungen verursachen können. Zu den Vertretern dieser Virusfamilie gehören auch SARS-CoV und SARS-CoV-2.

Covid-19: eine Infektionskrankheit, die sich als Atemwegserkrankung mit Beschwerden wie Fieber, Husten, Atemnot, Müdigkeit und einer Lungenentzündung äußert. Sie wird durch das Virus SARS-CoV-2 verursacht.

Delay: eine Strategie zum Umgang mit der Covid-19-Epidemie, bei der die Ausbreitung des Virus SARS-CoV-2 verlangsamt werden soll, um eine Überlastung der Intensivstationen zu verhindern.

Denken auf Vorrat: bezeichnet das vorsorgliche Durchdenken von Problemen und Fragen, die in Zukunft auftreten könnten (insbesondere zum Zweck der Risikoabsicherung).

Deontologie: eine Familie ethischer Theorien, nach denen nicht (bzw. nicht nur) die Handlungskonsequenzen, sondern (auch) andere Faktoren wie etwa moralische Rechte für die Beurteilung einer Handlung maßgeblich sind.

Effektive Reproduktionsrate (R_t): bezeichnet die Anzahl der Personen, die ein Infizierter im Durchschnitt zu einem gegebenen Zeitpunkt t in einer Bevölkerung ansteckt. Wenn ein Bevölkerungsteil durch Impfung oder Vorerkrankung gegen einen Erreger immun ist, dann liegt die effektive Reproduktionsrate (R_t) unterhalb der Basisreproduktionszahl (R_0).

Endemisches Gleichgewicht: liegt vor, wenn eine Erkrankung in einer gegebenen Population über einen bestimmten Zeitraum hinweg mit ungefähr konstanter Fallzahl auftritt.

Epidemie: der Ausbruch einer ansteckenden Krankheit in einem begrenzten Ausbreitungsgebiet.

Epidemiologie: die Wissenschaft von der Entstehung, Verbreitung, Bekämpfung und den sozialen Folgen von Epidemien und zeittypischen Massenerkrankungen.

Epistemisch: auf das Wissen bzw. die Erkenntnis bezogen.

Epistemologie (auch **Erkenntnistheorie**): Teil der Philosophie, der sich mit Erkenntnis und Wissen befasst und insbesondere die Grundsätze rationaler Erkenntnisgewinnung erforscht.

Ethik der Katastrophe (oder **Katastrophenethik**): Bereich der Ethik, der sich mit der normativen Bestimmung, der Prävention und dem Umgang mit Katastrophen befasst.

Exponentielles Wachstum: Wachstum, durch das eine Größe (z. B. eine Infektionszahl) pro Zeiteinheit um denselben Multiplikationsfaktor zunimmt. Anders als das lineare Wachstum, durch das die Größe pro Zeiteinheit um denselben absoluten Wert zunimmt (etwa plus 2 Werteinheiten: 2, 4, 6, 8, 10, 12 usw.), hat exponentielles Wachstum also im Verlauf größer werdende Veränderungen zur Folge (etwa bei der kontinuierlichen Multiplikation um den Faktor 2: 2, 4, 8, 16, 32, 64 usw.).

Grippe (auch **Influenza**): eine durch Viren (vorwiegend Influenzavirus A oder B) ausgelöste Infektionskrankheit beim Menschen.

Hubei: Provinz der Volksrepublik China, in deren Hauptstadt Wuhan sich der Ausbruch der Covid-19-Pandemie ereignet hat.

Instrumentalisierungsverbot: ein ethischer Grundsatz, nach dem es verboten ist, eine Person als bloßes Mittel zu einem Zweck zu gebrauchen. Die einflussreichste Formulierung des Grundsatzes findet sich in der Menschheitszweckformel des Kategorischen Imperativs von Immanuel Kant.

Konsequentialismus: eine Familie ethischer Theorien, nach denen die moralische Beurteilung einer Handlung nur vom Wert der Handlungsfolgen abhängt.

Opportunitätskosten (auch **Verzichts-** oder **Alternativkosten**): sind entgangene Güter bzw. Werte, auf deren Realisierung verzichtet wird. Wann immer man eine Handlungsoption wählt, lässt man die übrigen Möglichkeiten (Opportunitäten) ungenutzt.

Ordnungsepistemologie: ein Bereich der Erkenntnistheorie, der die institutionellen Bedingungen für rationale Wissensgenerierung und Weitergabe erforscht.

Pandemie: eine neue, zeitlich begrenzt auftretende, länder- und kontinentübergreifende Ausbreitung einer Infektionskrankheit, die in der Regel mit schweren Verläufen einhergeht.

Philosophie in Echtzeit: bezeichnet das Nachdenken über neue, d.h. noch nicht durchdachte philosophische Fragen, die sich in einem dynamischen epistemischen Umfeld stellen und zeitnah beantwortet werden müssen (Deadline), weil eine Entscheidung ansteht.

Philosophie mit Deadline: bezeichnet das Nachdenken über philosophische Fragen, die vor einem bestimmten Stichtag beantwortet werden müssen.

Prinzip der Doppelwirkung: ein Grundsatz zur Beurteilung der Zulässigkeit von Handlungen, die eine Haupt- und eine Nebenfolge haben (Doppelwirkung). Nach dem Prinzip kann es zulässig sein, einen Schaden als unbeabsichtigte Nebenfolge der Herbeiführung einer gewichtigeren guten Folge zu verursachen, während es nicht zulässig wäre, den Schaden als Mittel zur Herbeiführung desselben guten Zwecks zu beabsichtigen.

Prinzip der Risikoabsicherung: Grundsatz, nach dem Maßnahmen zur Risikoreduktion ergriffen werden sollten, falls die erwarteten Kosten der Maßnahmen im Vergleich zum Ausmaß des erwarteten Schadens hinreichend gering sind.

Risiko: bezeichnet Entscheidungssituationen, in denen eine Option mehrere mögliche und insbesondere auch negative Konsequenzen hat. Für die Konsequenzen lassen sich Wahrscheinlichkeiten angeben.

Risikoabsicherung (auch **Hedging**): bezeichnet Handlungen, mit denen das Ziel verfolgt wird, einen Schaden zu vermeiden oder unwahrscheinlicher zu machen.

Risikoepistemologie: Teil der Erkenntnistheorie, der sich mit den Risikoaspekten unserer Überzeugungsbildung befasst.

Risikoethik: Bereich der Ethik, der Situationen untersucht, in denen über Risiken für Individuen und Populationen zu entscheiden ist.

RKI (Robert Koch-Institut): deutsche Bundesoberbehörde für infektiöse und nicht-infektiöse Erkrankungen mit Hauptsitz in Berlin.

SARS (Schweres Akutes Atemwegssyndrom): eine Infektionskrankheit, die 2002 in der südchinesischen Provinz Guangdong erstmals auftrat und durch das Virus SARS-CoV verursacht wird.

SARS-CoV: ein Coronavirus, das die Atemwegserkrankung SARS verursacht hat.

SARS-CoV-2: ein neu identifiziertes Coronavirus, das die Atemwegserkrankung Covid-19 verursacht.

Shutdown (auch **Lockdown**): ein Maßnahmenpaket zur Einschränkung der öffentlichen Aktivitäten bzw. der physischen Kontakte mit dem Ziel, die Covid-19-Epidemie stark zu verlangsamen.

Suszeptibilitätszahl (S): der für eine Infektionskrankheit anfällige Bevölkerungsanteil.

Triage: ein Verfahren der Priorisierung medizinischer Patienten bei Ressourcenknappheit in der Notfall- und Intensivmedizin.

Virologie: eine Disziplin an der Schnittstelle zwischen Medizin und Biologie, die die Eigenschaften von Viren sowie die Prävention und Behandlung von Virusinfektionen erforscht.

Vorrang der Praxis: ein Prinzip, nach dem die Maßstäbe der praktischen Rationalität für den Umgang mit Risikosituationen maßgeblich sind.

Wuhan: eine Stadt in der chinesischen Provinz Hubei, in der sich der Ausbruch der Covid-19-Pandemie ereignet hat.

Zoonose: eine Infektionskrankheit, die von Tier zu Mensch (und umgekehrt) übertragbar ist.

Lektüreempfehlungen

Zu Denkfehlern:
Mukerji, Nikil: Die 10 Gebote des gesunden Menschenverstands. Heidelberg und Berlin 2017.

Zur Risikoethik:
Nida-Rümelin, Julian / Benjamin Rath / Johann Schulenburg: Risikoethik. Berlin 2012.

Zur Klimaethik:
Birnbacher, Dieter: Klimaethik: Nach uns die Sintflut? Stuttgart 2016.

Zur Maschinenethik:
Misselhorn, Catrin: Grundfragen der Maschinenethik. Stuttgart ²2019.

Zur Philosophie des Geistes im KI-Kontext:
Metzinger, Thomas: Der EGO-Tunnel. Eine neue Philosophie des Selbst: Von der Hirnforschung zur Bewusstseinsethik. Berlin 2009.

Zu den Autoren

NIKIL MUKERJI ist Philosoph und Ökonom sowie Geschäftsführer des Studiengangs »Philosophie Politik Wirtschaft« an der Ludwig-Maximilians-Universität München.

ADRIANO MANNINO ist Philosoph und Sozialunternehmer. Er leitet das Solon Center for Policy Innovation der Parmenides Stiftung in München-Pullach.

Die Autoren sind Mitglieder einer interdisziplinären Forschungsgruppe (zusammengesetzt aus Wissenschaftlerinnen und Wissenschaftlern verschiedener Universitäten und unterstützt durch das Daten-Unternehmen Novalytica), die Strategien zum Umgang mit der Covid-19-Pandemie und anderen Katastrophenrisiken entwickelt.

Danksagung

Philosophie in Echtzeit: Eine Deadline mit Anreizwirkung setzte uns auch der Reclam Verlag – der Essay entstand während einer Aprilwoche 2020, in der es rund um die Uhr fünf vor zwölf war. Wir danken für die höchst engagierte Zusammenarbeit. Dank gebührt auch unseren akademischen Lehrern Julian Nida-Rümelin, Martin Rechenauer und Gerhard Seel, deren Denken das unsere stark geprägt hat. Für Nida-Rümelins grundlegende Arbeiten im Bereich der Risikoethik und für sein inspirierendes Bestreben, philosophische Erkenntnisse in den gesellschaftlich-politischen Diskurs zu tragen, sind wir im Zusammenhang dieses Essays besonders dankbar. Nicht zuletzt danken wir Marina Moreno für die kritische Durchsicht des Manuskripts und viele hilfreiche Anregungen.